中国医学临床百家

秦英智　张纳新 ／著

急性呼吸衰竭
秦英智 2016 观点

ACUTE RESPIRATORY FAILURE

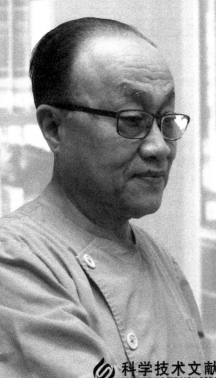

科学技术文献出版社
SCIENTIFIC AND TECHNICAL DOCUMENTATION PRESS
·北京·

图书在版编目（CIP）数据

急性呼吸衰竭秦英智2016观点 / 秦英智, 张纳新著. —北京：科学技术文献出版社，2016.11（2017.8重印）

ISBN 978-7-5189-1541-5

Ⅰ.①急… Ⅱ.①秦… ②张… Ⅲ.①急性病—呼吸障碍—诊疗 Ⅳ.① R563.8

中国版本图书馆 CIP 数据核字（2016）第 133076 号

急性呼吸衰竭秦英智2016观点

策划编辑：张　蓉　责任编辑：张　蓉　责任校对：赵　瑗　责任出版：张志平

出　版　者	科学技术文献出版社	
地　　　址	北京市复兴路15号　　邮编　100038	
编　务　部	（010）58882938，58882087（传真）	
发　行　部	（010）58882868，58882874（传真）	
邮　购　部	（010）58882873	
官　方网址	www.stdp.com.cn	
发　行　者	科学技术文献出版社发行　　全国各地新华书店经销	
印　刷　者	虎彩印艺股份有限公司	
版　　　次	2016 年 11 月第 1 版　2017 年 8 月第 3 次印刷	
开　　　本	880×1230　1/32	
字　　　数	72千	
印　　　张	5.625　彩插2面	
书　　　号	ISBN 978-7-5189-1541-5	
定　　　价	78.00元	

序
Foreword

韩启德

欧洲文艺复兴后，以维萨利发表《人体构造》为标志，现代医学不断发展，特别是从 19 世纪末开始，随着科学技术成果大量应用于医学，现代医学发展日新月异，发生了根本性的变化。

在过去的一个世纪里，我国现代化进程加快，现代医学也急起直追。但由于启程晚，经济社会发展落后，在相当长时期里，我国的现代医学远远落后于发达国家。记得 20 世纪 50 年代，我虽然生活在上海这个最发达的城市里，但是母亲做子宫切除术还要到全市最高级的医院才能完成；我患猩红热继发严重风湿性心包炎，只在最严重昏迷时用过一点青霉素。20世纪60~70年代，我从上海第一医学院毕业后到陕西农村基层工作，在很多时候还只能靠"一根针，一把草"治病。但是改革开放仅仅30多年，我国现代医学的发展水平已经接近发达国家。可以说，世界上所有先进的诊疗方法，中国的医生都能做，有的还做得更好。更为可喜的是，近年来我国医学界开始取得越来越多的原创性成果，在某些点上已经处于世界领先地位。中国医生已经不再盲从发达国家的疾病诊疗指南，而能根据我们自己的经验和发现，根据我国自己的实际情况制定临床标准和规范。我们越来越有自己的东西了。

要把我们"自己的东西"扩展开来，要获得越来越多"自己的东西"，就必须加强学术交流。我们一直非常重视与国外的学术交流，第一时间掌握国外学术动向，越来越多地参与国际学术会议，有了"自己的东西"也总是要在国外著名刊物去发表。但与此同时，我们更需要重视国内的学术交流，第一时间把自己的创新成果和可贵的经验传播给国内同行，不仅为加强学术互动，促进学术发展，更为学术成果的推广和应用，推动我国医学事业发展。

我国医学发展很不平衡，经济发达地区与落后地区之间差别巨大，先进医疗技术往往只有在大城市、大医院才能开展。在这种情况下，更需要采取有效方式，把现代医学的最新进展以及我国自己的研究成果和先进经验广泛传播开去。

基于以上考虑，科学技术文献出版社精心策划出版《中国医学临床百家》丛书。每本书涵盖一种或一类疾病，由该疾病领域领军专家撰写，重点介绍学术发展历史和最新研究进展，并提供具体临床实践指导。临床疾病上千种，丛书拟以每年百种以上规模持续出版，高时效性地整体展示我国临床研究和实践的最高水平，不能不说是一个重大和艰难的任务。

我浏览了丛书中已经完稿的几本书，感觉都写得很好，既全面阐述有关疾病的基本知识及其来龙去脉，又介绍疾病的最新进展，包括作者本人及其团队的创新性观点和临床经验，学风严谨，内容深入浅出。相信每一本都保持这样质量的书定会受到医学界的欢迎，成为我国又一项成功的优秀出版工程。

《中国医学临床百家》丛书出版工程的启动，是我国现代医学百年进步的标志，也必将对我国临床医学发展起到积极的推动作用。衷心希望《中国医学临床百家》丛书的出版取得圆满成功！

是为序。

2016 年 5 月

作者简介
Author introduction

　　秦英智，天津市第三中心医院主任医师、教授。早年毕业于天津第二医学院医疗系。2000年享受国务院特殊津贴。20世纪70年代末从事肝病、肝衰竭的临床研究；80年代从事急救医学临床工作，重点研究慢性阻塞性肺疾病急性加重期（AECOPD）血浆氨基酸的变化与代谢支持；90年代后从事重症医学工作，重点在机械通气中的模式、参数、困难脱机方面；先后对ICU常见的急性呼吸窘迫综合征、心源性肺水肿、AECOPD的机械通气从上机到脱机的诸多环节进行研究；对阻碍脱机的血流动力学状态、肌力也有研究，促进了机械通气临床应用水平的提高。

2000年组建了天津市呼吸机治疗研究中心，成为国内首家呼吸支持研究中心。随着研究的深入，对呼吸机应用的指征、限制有明确认识，并率先在国内与心外科应用体外膜肺氧合技术抢救重症肺炎的患者，同时指导兄弟省市对重症肺炎应用体外气体交换的救治，临床救治水平的提高促进地区重症抢救水平的提升。发表文章100多篇，编写专著3部；针对呼吸衰竭不同阶段在《中华危重病杂志》发表述评多篇。

　　张纳新，主任医师，副教授。天津市第三中心医院呼吸科主任。现任天津市医师协会呼吸医师分会常务委员，京津冀呼吸医师联盟第一届常务理事。

　　近年来，完成多项天津市卫计委科研课题，填补天津市新技术空白三项，曾获2008年度天津市科学技术进步奖三等奖。在国家省市级期刊上发表论文数十篇。从事呼吸与重症医学领域的临床、教学和科研工作24年，擅长治疗慢性阻塞性肺疾病、肺源性心脏病、哮喘、肺部复杂性感染性疾病、各种呼吸衰竭等呼吸系统疾病。

前 言
Preface

　　急性呼吸衰竭是在重症医学科与呼吸科范畴最常见的器官衰竭。导致急性呼吸衰竭按病因不同分为通气衰竭与氧合障碍性呼吸衰竭，通气衰竭又分为中枢性与外周性，外周性呼吸衰竭又分为阻塞性与限制性呼吸衰竭；氧合障碍性呼吸衰竭又分为肺源性与肺外源性，其中肺外源性氧合障碍性呼吸衰竭多由于脓毒症或全身性免疫性疾病进展而来，肺源性呼吸衰竭涉及感染性和非感染性等多种病因。因此，急性呼吸衰竭病因与发病机制相当复杂，患者多器官、多系统受累，在治疗方面涉及病因的监测、容量管理、机械通气与改善氧合装置的应用等。

近20多年来，经过国内外学者深入研究表明：随着急性呼吸衰竭病因与病原体的变迁，机械通气应用水平的提高，对机械通气引起的肺损伤（VILI）研究的深入，更加明确机械通气的临床适应证。应用体外气体交换改善氧合，弥补机械通气的不足。已证实给予重症急性呼吸窘迫综合征（ARDS）患者小潮气量（VT）、俯卧位通气（PP）、足够的呼气末正压（PEEP）、镇静肌肉松弛药物等是机械通气应用的重要手段。随着对急性呼吸衰竭病理生理改变研究的深入，急性呼吸衰竭的脱机成功率提高，病死率降低。

回顾20多年急性呼吸衰竭病因的变迁，近年来，威胁生命的肺源性急性呼吸衰竭中病毒性肺炎日趋增多。随着人口老龄化和器官移植与免疫抑制剂的使用，免疫与真菌性感染的患病率增加，导致抗生素广泛应用，由于抗生素选择性压力加重真菌感染与耐药的非发酵菌感染，严重影响患者预后。当前，尽管器官支持手段提高，但危重患者上述问题不能查清或改善，降低急性呼吸衰竭的病死率将是一句空话。

本书重点阐述导致急性呼吸衰竭常见病因与发病机制的研究现状，机械通气的应用重点是保护性通气，机械通气的监护提出较新的监护理念。应该意识到我国的重症医学的发展速度很快，有些研究与国际水平同步，但在诸多方面与国外仍有差距。体外气体交换国内也有开展，但时机、适应证尚待进一步证实；经肺压的监测在改善应力与应变方面的科学性是增强的，尽管合乎生理但也存在很多问题尚待解决，国内应用很少。我国危重患者的管理理念与国外差距很大，如在机械通气困难撤机领域、针对早期促进患者活动、提高撤机成功率研究方面，国内尚处于起步阶段。

本书涉及内容有很多局限性；从发展的眼光看有些理念证据并非充分；有些内容在未来尚需完善、甚至须纠正，望广大同道给予批评指正。希望《中国医学临床百家》丛书的问世成为从事重症医学与呼吸科医务人员的良师益友，为解决临床问题提供参考。

非常感谢以张纳新教授为首的重症呼吸团队的大力支持，她们辛勤工作，专注学术，紧跟学科发展，不断探索，我们在此书完成之际，向她及率领的团队的辛勤劳动表示感谢。

秦英智

目 录

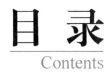

应重视重症病毒性肺炎导致的急性呼吸衰竭

1. 病毒性肺炎日趋增多

病毒性肺炎 (viral pneumonia)，是指病毒所引起的肺炎，由上呼吸道病毒感染、向下蔓延所致的肺部炎症。近年来，病毒性肺炎在免疫功能正常宿主肺炎中所占比例不断增多。据 WHO 估计，全球每年有 4.5 亿肺炎病例，大约 400 万患者死于肺炎，占总体 5700 万死亡人口的 7%。全球每年约有 2 亿人口发生获得性病毒性肺炎，1 亿为儿童，1 亿为成年人，发病率最高的是 5 岁以下儿童及 75 岁以上老年人；同时病毒变异较快，可能存在人际间传播，越来越被人们所重视。一旦免疫功能正常宿主发生病毒性肺炎，病情进展通常非常迅速，很快发展为急性呼吸窘迫综合征（acute respiratory distress syndrome，ARDS）和多器官功能障碍（multiple organ dysfunction syndrome，MODS）。

病毒性感染也分为社区获得性及医院获得性，其中社区获得性肺炎病毒感染约占 10%，有些研究表明已达 40%。这些研究中，流感和鼻病毒最常见，随后是其他呼吸道病毒：副流感病毒、腺病毒、呼吸道合胞病毒、冠状病毒以及最新发现的人类偏肺病毒（human metapneumovirus）。这些病毒能引起严重的肺炎伴 ARDS，并需要机械通气治疗，然而精确的发病频率尚不清楚。其中可引起中或大范围流行并导致重症肺炎的呼吸道病毒以流感病毒为主，如在 2009 年暴发的 H5N1、H1N1，近年流行的 H7N9；另外在 2003 年暴发流行的新型冠状病毒（SARS）也可引起重症肺炎，出现 ARDS；近 2 年暴发流行的埃博拉病毒及 MERS-CoV 病毒均可引起重症肺炎及 ARDS。除此以外，其他病毒很少引起社区获得性重症肺炎。而医院内获得性肺炎主要由疱疹病毒科引起，包括疱疹病毒（HSV）和巨细胞病毒（CMV）。HSV 常定植在 MV 患者的呼吸道中。与成年人有所不同，儿童的下呼吸道病毒感染则以腺病毒感染占首位。

肺炎和 ARDS 的发生在临床上联系非常紧密，肺部感染是 ARDS 发生的最主要的单个病因，肺炎患者由于通气损伤、脓毒血症等易导致 ARDS 的发生，而病毒是肺炎的重要病因。近年来，病毒性肺炎的发病率有逐年上升的趋势，而且易发生暴发流行，如 SARS、H1N1、H7N9 等病毒性肺炎在 ICU 重症肺炎患者中更不少见。ARDS 为多种原发疾病所引起的急性进行性缺氧性呼吸衰竭，发病机制至今未阐明。严重的肺部感染与脓毒血症是 ARDS 的首要病因，病毒感染性肺炎是重要的感染形式，也是 ARDS 的常见并发症之一。早期客观准确的病情评估和预后判断有助于识别高危患者，针对性采取有效措施，对于提高诊疗效果、改善预后有积极作用。

在一项社区获得性肺炎患者的病因荟萃研究中，病毒性肺炎的患者占到患者总数的 49%。而在其他相关研究中，病毒性肺炎患者也达到肺炎患者的

18% ～ 32%。重症病毒性肺炎并发中重度 ARDS 的患者病死率达 70%，提示此类患者预后较差，需要引起临床高度重视。存活组患者年龄显著小于死亡组患者，提示患者年龄偏大是预后不良的影响因素，这可能与老年患者在机体免疫力、器官功能等方面的下降有关。重症病毒性肺炎并发 ARDS 易引起多种并发症，如脓毒症、休克、合并细菌及真菌感染等，病情重。治疗难度大，需要长期住院，针对病因及对症支持治疗。

2. 免疫系统在病毒感染过程中既起保护作用也参与发病过程

目前对于病毒性肺炎的发病机制尚未完全了解，但研究发现，免疫系统除了起控制感染和促进机体恢复健康的保护性作用外，也参与了病毒的致病过程。病毒对于机体的损害程度取决于病毒的种类和数量，以及受侵害的宿主本身，在宿主的保护性机制中，细胞免疫所起的作用尤为重要，因此，细胞免疫功能受损的患者病毒感染后往往病情严重，病程长。呼吸道病毒侵犯呼吸道后刺激机体释放体液因子。同时，病毒感染还可以改变细菌的集落形成能力和增加其对气道的黏附力，降低黏液纤毛清除率和降低宿主细胞对细菌的吞噬能力。于是，宿主免疫防御能力的降低可进一步促使细菌感染在正常无菌部位如下呼吸道的形成。

病毒性肺炎起病急、病情进展快，常有轻度咳嗽、无痰等呼吸道症状和全身酸痛的全身表现。发热是其共有的临床特征，并有快速进展的呼吸困难，直至并发ARDS。影像学以肺间质病变为主，可伴有不同程度的肺实质改变，影像表现以磨玻璃影、碎石征、小片状或大片状实变为特征。这种临床特征与病毒性肺炎的病理特点有关。临床上常见的细菌性肺炎的病变主要在肺实质，表现为大叶肺炎或支气管肺炎。肺泡和细支气管内充满了炎性分泌物，而病毒性肺炎的病变主要发生在肺间质，表现为间质性肺炎，即肺泡间的结缔组织及细支气管结缔组织充血、水肿和炎性细胞浸润，导致肺泡壁增厚，而肺泡腔仅呈轻度的炎性改变，有少量的浆液及炎性细胞的渗出。

其病理解剖可见弥漫性肺泡损伤伴透明膜形成，斑片状间质淋巴细胞浸润，毛细支气管炎伴鳞状细胞化生以及肺充血伴不同程度出血。病毒性肺炎可很快并发ARDS。其病理生理表现为广泛不均质的小灶性肺不张或肺泡萎陷导致的肺容积明显降低，严重的 ARDS 患者仅剩余 20% ~ 30% 肺泡参与通气，故称为"小肺"或"婴儿肺"。运用传统的机械通气方法时，会引起肺泡过度膨胀，并且 ARDS 患者的肺损伤分布具有不均一性，塌陷肺泡与正常肺泡之间的剪切力容易引起气压伤。

ARDS 因肺泡毛细血管膜通透性增加，间质渗透压升高及胶体渗透压下降，毛细血管流体压升高和间质流体静压降低。当间质液增加超过淋巴引流量时，形成肺间质水肿，当液体通过肺泡上皮屏障进入肺泡内时，形成肺泡水肿。ARDS 的另一项重要的病理生理特征是因肺表面活性物质（PS）缺乏和活性降低，使肺泡表面张力增加，导致肺顺应性降低，功能残气量减少，肺泡易塌陷，发生弥漫性肺不张，广泛的微肺不张，形成右至左的肺内分流，肺内流量的明显增加。此外，ARDS 还可因缺氧、多形核白细胞（PMN）和血小板在肺毛细血管内聚集，纤维蛋白栓子阻塞，以及血管收缩活性物质释放等使肺血管阻力升高，且升高幅度大而持久，严重者可发生右心功能不全。

ARDS 是机体对多种细胞因子和炎症介质的反应，

导致全身炎症介质大量释放，引发 MODS。首先，发病局部对感染或损伤产生细胞因子反应；其次，少量细胞因子进入血循环；最后，出现全身炎症反应为细胞因子所导致的大量末端器官和全部毛细血管壁受到破坏。因此，ARDS 的发病机制错综复杂，但其发生发展与众多细胞因子或炎症介质的综合作用密切相关。

发生 ARDS 肺组织病理标本大体观察：病变呈双侧肺分布，弥漫性肺泡损伤（diffuse alveolar damage，DAD）和充血性肺不张为 ARDS 的病理特征。光学显微镜观察：肺间质及肺泡水肿、肺泡弥漫性萎陷和肺毛细血管充血，透明膜形成，血小板和 PMN 在毛细血管内聚集和微血栓形成等。

3. 不同病毒感染的临床特点各不相同

病毒性肺炎的症状包括乏力、发热、无痰、咳嗽、肌痛、头痛，不同的病毒导致不同的症状。体征往往缺如。X 线检查肺部炎症呈斑点状、片状或均匀的阴影。白细胞总数可正常、减少或略增加。病程一般为 1～2 周。患者的基础疾病直接影响病毒性肺炎的预后，合并高龄、慢性肺部疾病、冠心病、高血压、糖尿病等慢性疾病者预后不佳。

不同病毒感染有着不同的临床特点，以下分别进行阐述。

（1）呼吸道常见病毒：病毒感染多发生于冬、春季节，可散发或流行。

呼吸合胞病毒（RSV）：呼吸道合胞病毒是一种RNA病毒，属副黏液病毒科。该病经空气飞沫和密切接触传播。多见于新生儿和6个月以内的婴儿。潜伏期3～7天。婴幼儿症状较重，可有高热、鼻炎、咽炎及喉炎，以后表现为细支气管炎及肺炎。少数患儿可并发中耳炎、胸膜炎及心肌炎等。成年人和年长儿童感染后，主要表现为上呼吸道感染。

人类疱疹病毒（HHV）：临床上将与人类有关的疱疹病毒称为人类疱疹病毒（human herpes virus，HHV）。HSV基因组可编码100多种多肽，已知至少有近10种系病毒的晚期蛋白与病毒感染和破坏细胞密切相关；HSV主要有两个血清型：HSV-1和HSV-2。临床症状：初次感染虽多无临床症状，但常转变为潜伏感染。HSV-1感染引起的散发性致死性脑炎，病程进展快、病死率高。但免疫性强，可以持续多年。HSV支气管肺炎的临床症状非特异性，常类似于细菌性肺炎：发热、低氧血症和脓性支气管分泌物。龈口炎、口唇疱疹性溃疡或即使更小的损伤常伴有 HSV 支气管肺炎。因此，寻找这种机械通气患者口唇的病损，尤其在 ARDS 患者应提示 HSV 支气管肺炎作为 ARDS 的病因。

巨细胞病毒（CMV）：CMV 具有典型的疱疹病毒形态与结构，被感染的细胞肿大，并有巨大的核内包涵体。人类是 CMV 的惟一宿主，感染非常普遍，初次感染多在 2 岁以下，大多呈隐性或潜伏感染，但在一定条件下侵袭多个器官和系统产生严重疾病。儿童和成年人的 CMV 感染多是无症状的。在成年人可引起单核细胞增生样综合征；在免疫功能缺陷患者，潜伏的病毒可以复活并导致非常严重的感染。

（2）禽流感病毒。流感病毒可分为甲（A）、乙（B）、丙（C）三型，禽流感病毒，属于甲型流感病毒。至今发现能直接感染人类的禽流感病毒亚型有：H5N1、H7N1、H7N2、H7N3、H7N7、H9N2 和 H7N9 亚型。其中，高致病性 H5N1 亚型和 2013 年 3 月在人体上首次发现的新禽流感 H7N9 亚型最受关注。

禽流感病毒属于正黏病毒科 RNA 病毒，其中

H5N1 为国家卫计委新传染病防治法中规定报告的法定传染病，又称人感染高致病性禽流感。近年来，H5N1 高致病性禽流感在家禽中常有暴发，造成巨大的经济损失，并偶尔传给人类，在局部地区引起集中感染或散发病例。大部分 H5N1 亚型流感病毒感染者都有禽类接触史。近几年的一些研究表明，在实验室环境下，有可能制造出能够特异性结合 α-2，6 受体，并能在哺乳动物间通过空气传播的 H5N1 突变体病毒。H7N9 禽流感病毒能够在雪貂间发生有效的接触传播，但空气传播能力很有限。H7N9 病毒还在不断的演变当中，有可能引发流感大流行。因此，监测 H7N9 病毒的演化，尤其是可能引起跨种传播的关键氨基酸的变异，对于流感大流行的预警具有重要意义。

目前，H5N1 感染数据显示，潜伏期从 2 ～ 8 天不等，最长甚至有可能达到 17 天。WHO 目前建议进行现场调查和患者接触者监测时以 7 天为潜伏期；初期症状包括 38℃以上的高热和其他流感样症状，也曾有患者报告过腹泻、呕吐、腹痛、胸痛及鼻出血和牙龈出血等早期症状。

H5N1 亚型病毒感染患者症状重、起病急，几乎所有患者的起始症状是高热（高于 38℃），绝大多数有咳嗽、气急、头痛、肌肉酸痛和全身不适，重症患者病程进展迅速，可表现为明显肺炎症状，出现 ARDS、肺出血、胸腔积液、多脏器功能衰竭、休克等。CT 早期表现为多叶段实变影及磨玻璃影，其内可见充气支气管征。恢复期 CT 主要表现为实质性病变与间质性病变并存，并出现毁损肺组织缩小、肺气肿等改变。恢复后期及随访期间主要以间质性病变为主。

H7N9 禽流感是一种新型的尚未纳入我国法定报告传染病监测报告系统的发病凶险的禽流感，感染患者起初表现为流感样症状，如发热、咳嗽、少痰，可伴有头痛、肌肉酸痛和全身不适，患者肺内出现片状影像，重症患者病变进展迅速，呈双肺多发磨玻璃影及肺实变影像，可合并少量胸腔积液；发生 ARDS 时，病变分布广泛，患者病情发展迅速，多在 5 ~ 9 天出现重症肺炎，体温大多持续在 39℃以上，呼吸困难，可伴有咳血痰；可快速进展为 ARDS、脓毒症感染性休克，甚至多器官功能障碍，部分患者可出现纵隔气肿、胸腔积液等。

（3）埃博拉病毒。埃博拉病毒（Ebola virus，

EBOV）又译作伊波拉病毒，是一种十分罕见的病毒。1976 年在苏丹南部和刚果（金）的埃博拉河地区发现它的存在后，引起医学界的广泛关注和重视，"埃博拉"由此而得名。埃博拉病毒病是一种能够引发埃博拉出血热的人畜共患烈性传染病，病死率甚至高达 90%，因其高致病性和高病死率，WHO 已将其列为生物安全四级病原；EBOV 不仅可经患者体液直接或间接接触感染皮肤伤口，还可以通过气溶胶感染呼吸道黏膜等多种途径侵入人体；目前，尚无有效的治疗手段和疫苗用于EBOV 感染。

EBOV 归属于丝状病毒科，自 1976 年首次在扎伊尔发现 EBOV 以来，在近 40 年间，EBOV 积累了大量突变，目前从人类和非人类灵长动物中共分离出了 5种亚型。扎伊尔埃博拉病毒（ZEBOV）对人类具有最高的致病性和传染性，而雷斯顿埃博拉病毒（RESTV）对人类不致病，却对其他灵长类动物有致死性，它们的氨基酸序列差异甚至高达 40%。

目前普遍认为，EBOV 主要通过皮肤直接或间接与感染者的体液（唾液、汗液、粪便、尿液、泪液、乳汁和精液）进行人际间传播。此外，有研究表明，

EBOV 还可经气溶胶途径传播。

本病潜伏期为 2 ～ 21 天，一般为 5 ～ 12 天，目前资料表明在潜伏期无传染性。患者急性起病，迅速出现高热、畏寒、极度乏力、头痛、肌痛、咽痛及结膜充血等症状，并可出现恶心、呕吐、腹痛、腹泻、黏液便或血便。有些患者出现剧烈水样腹泻，导致严重脱水症状。皮疹患者在病程第 5 ～ 7 天时皮肤可能会出现弥漫性的红色斑丘疹，通常涉及面部、颈部、躯干和上肢皮肤。病程第 3 ～ 4 天后可进入极期，患者出现持续高热，感染中毒症状及消化道症状加重，有不同程度的出血，包括皮肤黏膜出血、呕血、咯血、便血、血尿等。严重者可出现意识障碍，危重患者可出现低血压、低血容量休克等，多在发病后 2 周内死于出血及多器官功能衰竭。死亡病例通常在发病初期出现更严重的临床表现，出现严重出血倾向、无尿、呃逆和呼吸急促时提示预后不良。

（4）新型冠状病毒（MERS-CoV）。中东呼吸综合征（Middle East respiratory syndrome，MERS）是一种由新型冠状病毒引起的病毒性呼吸道疾病，该病毒于 2012 年首次在沙特阿拉伯得到确认，其潜伏期为

2～14天，应早发现、早诊断、早隔离、早治疗。典型病例常呈现发热、咳嗽和气短等症状，在检查中经常发现肺炎表现。

HCoV-EMC 2012是第6种发现可以感染人类的冠状病毒，属于网巢病毒目冠状病毒科的冠状病毒属；潜伏期一般为3～4天，SRAS潜伏期最长为12天，MERS-CoV潜伏期估计为9～12天，MERS-CoV感染可引起发热、咳嗽、气促和呼吸困难等急性呼吸道重症感染症状，常伴有急性肾衰竭；最常见的症状为发热、咳嗽气促和呼吸困难；在免疫抑制人群中尚可引起腹泻等症状。

胸部X线或CT检查提示肺部炎症和或急性呼吸窘迫综合征ARDS有助于诊断。根据病情的不同阶段可表现为单侧至双侧的肺部影像学改变，主要特点为胸膜下和基底部分布，磨玻璃影为主，可出现实变影。

4. 病毒感染性肺炎应重视防控

急性感染性疾病对人类健康构成的威胁越发令人担忧，现今全球经济活动非常活跃，病原体很容易从本地播散到异地，这给急性感染性疾病的防控带来极大困难，随着社会进步，医疗环境变迁，感染性疾病呈现日益复杂多变的趋向，新的病原体不断被发现，如 2013 年的 H7N9 感染。流行趋势尚无法预知，临床医师要时刻了解感染性疾病流行动态，尽早预防和控制感染，对暴发性流行性疾病有所警惕，最大限度控制急性感染病进程，减轻其危害程度。

抗病毒治疗和糖皮质激素的使用（包括使用药物、剂量和时间点）都有待进一步研究，这是一个国际性难题。

有证据显示，对于 H5N1，某些抗病毒药物尤其是奥司他韦，能够降低病毒复制的持续时间，并提高存活的可能。甲型 H7N9 流感病毒对神经氨酸酶抑制剂（奥司他韦及扎那米韦）敏感，而对其他抗病毒药物如金刚烷胺利巴韦林耐药；对于 SARS、埃博拉病毒、MERS-CoV 等引起的肺炎或 ARDS，尚无特效治疗药物，因此应采取综合治疗（combined treatment）原则，主要包括支持与对症处理。

疫苗接种是预防和控制传染病最为常规和有效的方法：包括灭活疫苗（inactivated vaccine）、活疫苗（living vaccine）、重组载体疫苗（recombinant carrier vaccine)、亚单位疫苗（subunit vaccine)、核酸疫苗（nucleic acid vaccine)。一旦出现流感高发季节需要我们做到：将所有疑似患者以传染病对待，高度重视；做好防护措施，戴口罩和护目镜；病室内通风；保证工作人员安全。

综上所述，病毒性肺炎是由上呼吸道病毒感染、向下蔓延所致的肺部炎症。本病一年四季均可发生，但大多见于冬春季节，可暴发或散发流行。病毒性肺炎的发生与病毒的毒力、感染途径以及宿主的年龄、免疫功能状态等有关。病毒性肺炎为吸入性肺炎，通过人与人的飞沫传播，主要是由上呼吸道病毒感染向下蔓延所致，常伴有气管-支气管炎，偶可见接触传播、粪口传播、尘埃传播。

由于新的病毒不断涌现，病毒不断变异重组，而且绝大多数病毒无特效药，加之预防困难（疫苗开发缓慢，难度大；随着全球化交流日益增加造成病毒传播快，控制难；对出现的新病毒缺少流行病学资料，传播途径，传染性等的认识等)，使病毒感染性疾病成为人类健康的巨大挑战。

病毒感染的早期诊断非常重要：临床以支持治疗

和抗病毒治疗为主；而且要重视对病毒性疾病的防护和控制，加强监测，重视临床干预研究。做到早期发现、早期诊断、早期治疗，使其对人类的危害降到最低。

参考文献

1. Zhang Q，Zhao Z W，Xing Z L，et al. Analysis of the risk factors for influenza A（H1N1）pneumonia-.Biomed Rep，2013，1（5）：723-726.

2.Jennings LC，Anderson TP，Beynon KA，et al. Incidence and characteristics of viral community-acquired pneumonia in adults. ThoraxThorax，2008，63（1）：42-48.

3.Alain Combes，Jean-Louis. Virus-induced acute respiratory distress syndrome：Epidemiology，management and outcome. Presse Médicale，2011，40（12Pt2）：e561-568.

4.Luyt CE，Combes A，Nieszkowska A，et al. Viral infections in the ICU. Curr Opin Crit Care，2008，14（5）：605-608.

5.Papazian L，Doddoli C，Chetaille B，et al. A contributive result of open-lung biopsy improves survival inacute respiratory distress syndrome patients.Crit Care Med，2007，35（3）：755-762.

6. 孙丽霞，黄敬孚，张华. 天津地区小儿下呼吸道感染病毒病原谱的探讨. 中国现代医学杂志，2004，14（24）：129-130.

7.Hong HL, Hong SB, Ko GB, et al.Viral infection is not uncommunity-acquired pneumonia in hospitalized patients in Chile : the increasing prevalence of respiratory viruses among classic pathogens. Chest, 2007, 131 : 779-787.

8.Mikkelsen ME, Shah CV, Meyer NJ, et al. The epidemiology of acute respiratory distress syndrome in patients presenting to the emergency department with severe sepsis. Shock, 2013, 40 (5): 375-381.

9.Ruuskens EG, Koopmans M, Palmen FM, et al. The value of signs and symptoms in differentiating between bacterial, viral and mixed aetiology in patients with community-acquired pneumonia. J Med Microbiol, 2014, 63 (Pt3): 441-452.

10.Jennings LC, Anderson TP, Beynon KA, et al. Incidence and characteristics of viral community-acquired pneumonia in adults. Thorax, 2008, 63 (1): 42-48.

11. 李华玲, 张冬友, 彭洪芬 .23 例成年人病毒性肺炎 CT 影像表现分析 . 中国医疗设备, 2013, 28 (11): 161-163.

12. 余洪亮, 伦志勇, 戴剑红 . 社区获得性肺炎诊断及治疗 . 当代医学, 2012, 18 (18): 79-80.

13. 喻昌利, 那雪峰, 王红阳, 等 . 病毒性肺炎胸部 CT 特点分析 . 现代预防医学, 2013, 40 (23): 4464-4466.

14.Herfst S, Schrauwen EJ, Linster M, et al. Airborne transmission of influenza A/H5N1 virus between ferrets. Science, 2012, 336 (6088): 1534-1541.

15.Imai M，Watanabe T，Hatta M，et al. Experimental adaptation of an influenza H5 HA confers respiratory droplet transmission to a reassortant H5 HA/H1N1 virus in ferrets.Nature，2012，486（7403）：420-428.

16.Zhang Y，Zhang Q，Kong H，et al. H5N1 hybrid viruses bearing 2009/H1N1 virus genes transmit in guinea pigs by respiratory droplet. Science，2013，340（6139）：1459-1463.

17.Linster M，van Boheemen S，de Graaf M，et al. Identification，characterization，and natural selection of mutations driving airborne transmission of A/H5N1 virus. Cell，2014，157（2）：329-339.

18.Richard M，Schrauwen EJ，de Graaf M，et al. Limited airborne transmission of H7N9 influenza A virus between ferrets. Nature，2013，501（7468）：560-563.

19.Watanabe T，Kiso M，Fukuyama S，et al. Characterization of H7N9 influenza A viruses isolated from humans. Nature，2013，501（7468）：551-555.

20.Zhang Q，Shi J，Deng G，et al. H7N9 influenza viruses are transmissible in ferrets by respiratory droplet. Science，2013，341（6144）：410-414.

21.Zhu H，Wang D，Kelvin DJ，et al. Infectivity，transmission，and pathology of human isolated H7N9 influenza virus in ferrets and pigs. Science，2013，341（6142）：183-186.

22.Cui L，Liu D，Shi W，et al. Dynamic reassortments and

genetic heterogeneity of the human infecting influenza A (H7N9) virus. Nat Commun, 2014, 5 (1): 3142-3142.

23.Michaelis M, Doerr HW, Cinatl J Jr.Of chickens and men : avi an influenza in humans. Curr Mol Med, 2009, 9 (2): 131-151.

24.Hvistendahl M, Normile D, Cohen J. Despite large researcheffort, H7N9 continues to baffle. Science, 2013, 340 (6131): 414-415.

25.Carroll SA, Towner JS, SealyTK, et al. Molecular evolution of viruses of the family Filoviridae basedon 97 whole genome sequences. J Virol, 2013, 87 (5): 2608-2616.

26.ToKK, ChanJF, TsangAK, et al. Ebolavirusdisease : a highly fatal infectious disease reemerging in West Africa.Microbes Infect, 2015, 17 (2): 84-97.

27.Centers for Disease Control and Prewention (CDC) . Update : sever respirstory illness associated with Middle East Respiratory Syndrome Coronavirus (MERS-CoV) a worldwide, 2012-2013. MMWR Morb Mortal Wkly Rep, 2013, 62 (23): 480-483.

28.Hvistendahl M, Normile D, Cohen J. Despite large research effort, H7N9 continues to baffle. Science, 2013, 340 (6131): 414-415.

29. 罗湘军，朱洪辉 . 喜炎平与炎琥宁治疗病毒性肺炎的成本——效果分析 . 中国药业，2012，21 (16): 68-69.

代谢组学研究更好地揭示了急性呼吸衰竭的发病机制

　　随着代谢组学和基因组学的不断发展，生物标记物在心脑血管和肿瘤等疾病的筛查、诊断、预后和疗效评估等方面占有越来越重要的位置，其临床应用也日趋成熟。同样，如果能够采用生物标志物更加便捷地对 ARDS 进行诊断、鉴别诊断和指导治疗，将有利于提高 ARDS 病理生理的认识，更加有利于个体化的评估和治疗。随着研究的不断深入，目前已经发现 20 多种与 ARDS 诊断和预后相关的生物标志物。

5. 炎症反应引起的肺泡上皮细胞和毛细血管内皮细胞损伤是 ARDS 发病的主要机制

过度炎症反应引起的肺泡上皮细胞和毛细血管内皮细胞损伤是 ARDS 发病的主要机制。细胞因子是炎症反应的主要信使分子。ARDS 生物标志物的早期研究主要集中于炎症细胞因子。目前研究发现外周血和肺泡灌洗液中 TNFα、IL1β、IL6、IL8、IL10、HMGB1、可溶性细胞间黏附分子 1（sICAM1）和可溶性肿瘤坏死因子 I 受体（sTNFRI）的浓度与 ARDS 的发病和预后有关，可为 ARDS 的诊断和预后评估提供参考。TNFα 引起肺损伤的机制主要有：与肺组织 TNFα 受体结合，使溶酶体受损，导致酶外泄引起肺损伤；刺激内皮细胞和中性粒细胞黏附，使其释放蛋白酶、血小板活化因子（PAF）、氧自由基、过氧化氢等大量介质发挥毒性作用。IL6 是启动全身炎症反应最强的内源性炎症因子，能够催化和放大炎症反应。IL8 被认为是引起机体器官功能损害和死亡的核心因子，对判断重症肺炎、脓毒症的严重程度及预后有着重要作用。IL10 急性肺损伤患者肺组织中 IL10 水平降低提示可能发生

ARDS。IL10 具有明显的对抗淋巴细胞和中性粒细胞等炎症细胞在肺组织中浸润的作用，从而减轻肺损伤。HMGB1 研究证实：经脂血糖（LPS）诱导的急性肺损伤小鼠的血浆和肺上皮间质中，HMGB1 水平明显升高，提示 HMGB1 在急性肺损伤（ALI）中可能是一个重要的"警报素"。而 HMGB1 直接导致的 ALI 在以往研究中已得到证实，它能够引起急性肺部炎症反应。

除蛋白水平研究外，目前从基因水平研究 ALI 发生机制。近年来国内外学者借助于基因组学技术平台，利用候选基因的研究策略，选择与 ALI/ARDS 的发病机制密切相关的基因进行研究，发现一些基因的单核苷酸多态性（SNPs）与 ALI/ARDS 的发病和预后相关。目前的研究主要集中于：炎症介质 / 抗炎症介质、氧化 / 抗氧化、凝血 / 纤溶和凋亡 / 抗凋亡通路，以及参与内皮细胞和上皮细胞的损伤与修复、中性粒细胞募集和肺泡表面活性物质生成的基因。

6. 炎症和固有免疫反应相关的基因是 ARDS 发病的启动者和助推剂

ALI/ARDS 是危重病患者死亡的主要原因。流行病学研究发现 ALI/ARDS 的发病率和病死率存在明显的种族差异，非洲裔和西班牙裔美国人 ALI/ARDS 病死率远远高于白种人群，我国大陆和中国台湾地区病死率也高达 52.0% ～ 70.4%。

炎症和固有免疫反应相关的基因：炎症和固有免疫反应参与肺内炎症介质的生成和机体免疫状态的调节，是 ARDS 发病的启动者和助推剂。氧化和抗氧化的失衡在 ARDS 发病机制中也具有重要的作用。转录相关因子 2（NRF2）是细胞氧化应激反应中的关键因子，在缺血 - 再灌注损伤、肺纤维化及肺组织损伤中发挥重要作用。凝血和纤溶系统通路相关的基因：ARDS 患者存在着凝血和纤溶系统的异常改变，促凝血活性增加和纤溶活性降低，且与疾病的严重程度相关，研究发现编码人纤溶酶原激活物抑制因子 1（PAI1）、尿激酶和凝血因子 V（FV）的基因多态性与 ARDS 的预后有关。凋亡 / 抗凋亡通路相关的基因：细胞凋亡在 ARDS 的发病机制中具有重要的作用，中性粒细胞和肺泡上皮细胞的凋亡在肺部炎症反应和肺损伤中扮演重要角色。Glavan 等对 FAS 基因 14 个 tagSNPs 在 ALI 患者和健康对照个体中进行分型，研究发现 4 个 tagSNPs （rs17447140、rs2147420、rs1051070 和 rs2234978 和 由 3 个 tagSNPs rs2147420、rs1051070 和 rs2234978） 组 成的单倍型与外周血单个核细胞 FASmRNA 的表达量 有关，且与 ALI 的易感性显著相关。内皮细胞和上皮 细胞损伤与修复相关的基因：感染、缺血再灌注和非 正常机械应激等诱因通过多种途径介导的肺毛细血管 内皮细胞和上皮细胞的损伤是 ARDS 发病的中心环节。 参与调控内皮细胞和上皮细胞结构和功能的基因 SNPs 与 ARDS 的发病和预后的关联研究是分子遗传学研究 的热点。内皮型肌球蛋白轻链激酶（eMLCK）能够使 肌球蛋白轻链磷酸化，导致细胞连接破坏、细胞骨架 重排和内皮细胞收缩，最终增加肺泡上皮细胞和内皮 细胞的通透性。

7. 乳酸、醋酸盐、肌酸和缬氨酸的代谢变化与组织能量代谢失衡、细胞无氧代谢有关

代谢组学是关于定量描述生物内源性代谢物质的 整体及其对内因和外因变化应答规律的科学。代谢组学 的研究对象是小分子代谢产物，它们的变化反映了生

物发生的病理生理改变。代谢组学使用的主要技术手段是磁共振波谱（nuclear magnetic resonance，NMR）、质谱（mass spectroscopy，MS）、液相色谱（high performance liquid chromatography，HPLC）及气相色谱（gas chromatograph，GC）。乳酸、醋酸盐、肌酸和缬氨酸的代谢变化均与组织能量代谢失衡、细胞进行无氧代谢有关，而能量代谢失衡和缺氧正是由于急性肺损伤肺部炎症导致的。

（1）乳酸。乳酸是组织低灌注及缺氧的指标之一。乳酸是无氧糖酵解的终产物，脓毒血症患者发生线粒体功能障碍，在缺氧情况下，三羧酸循环受阻，无氧酵解的途径激活，乳酸脱氢酶可催化丙酮酸生成大量乳酸。有研究显示外科 ICU 患者的初始血清乳酸水平与患者病死率相关，24 小时乳酸清除率可以用来预测患者的预后情况。除了病理状态造成的缺氧外，剧烈的运动、双胍类药物也可使乳酸产生过多，而肝肾功能、心功能障碍也可影响乳酸代谢，部分高乳酸血症也可能与组织缺氧无关，因此，邱海波等提出的 24 小时动脉血乳酸水平监测能更好地反映患者疾病的危险程度，结合病史动态监测动脉血乳酸水平的变化则更有意义。

以往对脓毒血症大鼠血浆所做的 NMR 研究表明，乳酸在脓毒血症大鼠血浆中的含量也明显上升。

（2）乙酸盐。乙酸盐在急性肺损伤小鼠肺组织中含量下降。但在以往的研究中发现，临床败血症患者和实验中的脓毒血症肺损伤大鼠血浆乙酸盐含量均显著升高。乙酸盐也是哺乳动物的重要能量来源，乙酸中的乙酰基与辅酶 A 结合后，成为糖类和脂肪新陈代谢的中心——乙酰辅酶 A，参与 ATP 的生成。乙酰辅酶 A 合成酶 2 是促进乙酸盐和辅酶 A 结合的关键基因，Iori 等通过敲除乙酰辅酶 A 合成酶 2 使鼠体内能够代谢葡萄糖和脂肪酸，但不能代谢乙酸盐，禁食后体温和耐力明显降低，表明乙酸盐也是重要的能量来源。乙酸盐在肝脏中合成，并通过血液输送到肝外的组织细胞中，通过乙酰辅酶 A 合成酶 2 转化酰辅酶 A 进入三羧酸循环产生 ATP。脓毒血症患者和实验动物血乙酸盐含量显著增高，可能是由于乙酸盐合成和运输增加，而肺组织中的乙酸盐含量降低，可能是由于参与 ATP 生成，消耗增加。

（3）肌酸。肌酸由精氨酸、甘氨酸及甲硫氨酸在体内合成，可以和 ATP 结合生成磷酸肌酸。在活动时，磷酸肌酸被快速分解为 ATP 和肌酸供能，而在活动后的恢复过程中，积累的肌酸又可被 ATP 磷酸化，重新生成磷酸肌酸，这个可逆反应由肌酸激酶催化。在缺氧的情况下，磷酸肌酸将其磷酸基转移到 ADP 分子中，生成 ATP 和肌酸，以恢复 ATP 水平。Serkova 等在缺氧造成的肺损伤中，发现 BALF 中的肌酸激酶活性显著增高，实验中测得 ALI 肺组织中的 ATP 水平下降，这可能促使磷酸肌酸分解供能，其代谢产物肌酸便在组织中堆积，含量增高。

（4）缬氨酸。缬氨酸属于支链氨基酸，通过转氨基作用，可以生成相应的 α - 酮酸，接着分解产生琥珀酸单酰辅酶 A，属于生糖氨基酸。缬氨酸分解活跃，能以相当快的速率转氨基和氧化，转化效率高于其他氨基酸，每分子缬氨酸完全氧化将产生 32 分子 ATP。以往研究表明，进行耐力运动的大鼠，血浆中支链氨基酸浓度显著降低，因此，ALI 肺组织缬氨酸水平降低可能是缬氨酸分解供能的结果。

综上所述，急性呼吸衰竭是由多种因素引起的，发病机制复杂，涉及细胞因子的改变、炎症相关基因、凝血与纤溶系统、细胞凋亡基因和代谢水平乳酸、乙酸盐、肌酸、缬氨酸等诸多方面。各方面错综存在，互为影响，构成 ALI 复杂的炎症因子调控网络及信号转导系统，从而促进急性肺损伤的发生发展。深入了解 ALI 的发病机制有助于为临床治疗提供新的指导。

参考文献

1.Massey VL，Poole LG，Siow DL，et al.Chronic Alcohol Exposure Enhances Lipopolysaccharide-Induced Lung Injury in Mice：Potential Role of Systemic Tumor Necrosis Factor-Alpha. Alcohol Clin Exp Res，2015，39（10）：1978-1988.

2. Bhargava R，Janssen W，Altmann C，et al. Intratracheal IL-6 protects against lung inflammation in direct，but not indirect，causes of acute lung injury in mice. PloS one，2013，8（5）：e61405.

3.Christie JD，Ma SF，Aplenc R，et al. Variation in the myosin light chain kinase gene is associated with development of acute lung injury after major trauma. Crit Care Med，2008，36（10）：2794-2800.

4.Nakamura T，Sato E，Fujiwara N，et al. Increased levels of soluble receptor for advanced glycation end products（sRAGE）and high mobility group box 1（HMGB1）are associated with death in patients with acute respiratory distress syndrome. Clin Biochem，2011，44（8-9）：601-604.

5.Potteti HR，Reddy NM，Hei TK，et al. The NRF2 activation

and antioxidative response are not impaired overall during hyperoxia-induced lung epithelial cell death. Oxid Med Cell Longev, 2013 (6): 357-385.

6.Tsangaris I, Tsantes A, Bonovas S, et al.the impact of the PAI-1 4G/5G polymorphism on the outcome of patients with ALI/ARDS. Thromb Res, 2009, 123 (6): 832-836.

7.Glavan BJ, Holden TD, Goss CH, et al. Genetic variation in the FAS gene and associations with acute lung injury. Am J Respir Crit Care Med, 2011, 183 (3): 356-363.

8.Kasa A, Csortos C, Verin AD. Cytoskeletal mechanisms regulating vascular endothelial barrier function in response to acute lung injury. Tissue barriers, 2015, 3 (1-2): e974448.

9.Husain FA, Martin MJ, Mullenix PS, et al. Serum lactate and base deficit as predictors of mortality and morbidity. Am J Surg, 2003, 185 (5): 485-491.

10. Yang CS, Qiu HB, Huang YZ, et al. Prospective research on the prognosis of septic shock based on the change of lactate concentration in arterial blood. ZhongHua Wai Ke Za Zhi, 2009, 47 (9): 685-688.

11.Ghoneim AI, Abdel-Naim AB, Khalifa AE.Protective effects of curcu min against ischaemia/reperfusion insult in rat forebrain. Pharmacol Res, 2002, 46 (3): 273-279.

12.Wang XQ, Zhou X, Zhou Y, et al.Low-dose dexamethasone alleviates lipopolysaccharide-induced acute lung injury in rats and upregulates pulmonary glucocorticoid receptors. Respirology, 2008, 13 (6): 772-780.

13.Wagenmakers AJ, Brookes JH, Coakley JH, et al. Exercise induced activation of the branched-chain 2-oxo acid dehydrogenase in human muscle. Eur J Appl Physiol Occup Physiol, 1989, 59 (3): 159-167.

影像学联合肺部超声可提高早期重症肺炎确诊率

在世界范围内肺炎的发病率及病死率很高，造成重大的经济负担及社会负担。近几十年，社区获得性肺炎的每年的发病率为 0.3% ～ 0.5%，在小孩和老年人群体中更甚，即使出院患者，他们的再入院风险依然很高。所以临床医师须仔细鉴别社区获得性肺炎患者，及时排除其他疾病。目前诊断肺炎除了依靠症状及体征，还需要影像学的支持，如数码 X 线摄影（CR）、CT 等。在许多医疗机构，CR 是最主要的影像学方法，CT 被认为是诊断肺炎的金标准，然而它们的局限性也很多。目前越来越多的研究证明超声可用于肺炎诊断。

正常肺组织含气良好，超声波声束在到达胸膜后产生全反射，不能穿透到达肺组织，故肺部超声在相当长的时间内不被认可。在1986年，Weinberg等最早发现使用超声评估社区获得性肺炎。随后，大量研究表明超声是一项精确、可靠、没有辐射的检查。近20年，超声诊断技术进步，在肺脏病理状态下，基于超声伪像对胸膜及肺组织声像图进行分析，使超声检查应用到社区获得性肺炎的诊断成为可能。在国外，肺部超声已经在很多重症科室及急诊开展，甚至在一般的医疗保健机构。而在国内，对于肺部疾病超声诊断开展的较少。本章就超声对社区获得性肺炎的诊断进展做一下综述。

8. 肺部超声评估

简单的二维超声设备均适合肺部检查。常用实时的B型和时间-运动的M型两种超声模式。B型由线阵换能器扫描一个解剖平面并显示二维图像，M型记录朝探头方向来回运动的结构图像。探头频率选择决定于病变位置的深度和患者的体质量指数。高频线性探头（7.5～10MHz）适合检查表浅的胸膜及胸膜下病变，低频凸性探头（2～5MHz）能提供很好的分辨率，适合较深部病变和肥胖者。探头应垂直于胸壁，采用直接肋间隙法纵向扫描。

经胸壁肺超声检查可在仰卧位、半卧、侧卧、俯卧位及坐位时进行。肺部扫描通常将半胸分为三区：前区、侧区和后区。前区为胸骨旁与腋前线之间的区域；侧区为腋前线至腋后线之间的区域；后区为腋后线至背部脊柱旁的区域。每个区域又分为上下两部分。

正常肺部超声表现：正常肺部为含气组织，超声波几乎完全反射，而不能形成有效的图像。胸膜是正常肺部惟一可见结构。肺超声评估包括正常结构观察和伪影分析。

胸膜线：肋骨阴影之间的高回声亮线，正常情况下可见脏、壁两层胸膜随呼吸相互移动。A 线：正常充满气体的肺组织产生强反射，在胸膜下方形成多条高回声伪影，是与胸膜线平行的等距平行线。B 线（彗尾征）：自胸膜线发出的单条或多条镭射样的高回声，延续至屏幕边缘，局限或弥散于整个前胸壁，其回声强度随吸气运动增加。肺滑动征：脏、壁两层胸膜在 B 型图像中表现为随呼吸运动相互滑动，在 M 型超声中表现为肋骨下随呼吸往返运动的高回声线。海岸征：在 M 型超声上显示正常胸壁与胸膜平行，正常的肺实质位于其下方，呈沙粒状。

9. 肺炎超声表现

（1）肺实变。不规则低回声区，边界不清，屏幕边缘 B 线出现。肺实变区域胸膜呈低回声，肺滑动减少或消失（图 1）。

（2）空气支气管征及动态空气支气管征。肺实变时，在感染区域可见空气支气管征。空气支气管征有时会由呼吸引起内在运动，这种征象称为动态空气支气管征。

（3）肺间质综合征。肺实变区域周围可见较多密集的 B 线，为肺小叶间隔增厚所致，是炎性水肿的表现（图 2）。

（4）胸腔积液。肺部疾病最常规的探查指标，重症患者，由于患者为仰卧位，X 线对部分胸腔积液无法查看。

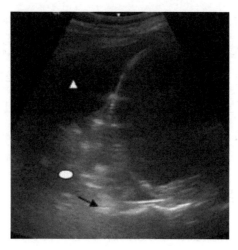

图1　圆形代表肺实变，箭头代表空气支气管征，三角形代表胸腔积液

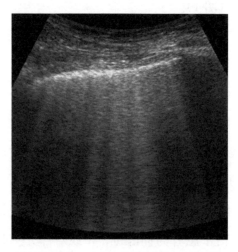

图2　肺间质综合征，肺实变区域周围可见较多密集的 B 线

10. 国内外研究表明超声诊断肺炎灵敏度及特异度都很高

虽然在很长时间内肺超声不被认可，目前越来越多的研究证明，肺超声诊断肺炎无论在灵敏度和特异度都优于 CR，包括成年人和儿童。肺超声在国外发展迅速，其能提供实时图像，床头检查，没有辐射，已经用来诊断肺炎及其他肺部疾病。

Reissig A 等研究表明：肺超声诊断肺炎的灵敏度是93.4%，特异度是 97.7%，阳性似然比为 40.5，阴性似然比为 0.07。如果超声和听诊结合起来，提高阳性似然比为 42.9，降低阴性似然比至 0.04。肺超声诊断肺炎的精确度高，尤其可适用于不能接受放射线的患者。肺超声没有发现的肺炎占 8%，因此，超声没有检查出肺炎，并不能排除。Caiulo VA 等研究表明：在 102 例患者中，确诊肺炎 89 例。肺超声诊断肺炎 88 例，CR 诊断 81 例。仅有 1 例患者肺超声表现正常，而 CR 可发现肺炎；然而 8 例患者 CR 表现正常，而超声发现肺炎。超声诊断胸腔积液 16 例，而 CR 诊断 3 例。该研究表明，肺超声简便、可靠性高，在诊断儿童肺炎方面并不次于 CR。而且在疾病治疗过程中，肺超声没有辐射，可用于随诊。Giulio Iorio 等研究表明：肺部超声可用于儿童肺炎的诊断，肺超声灵敏度为 96.5%，特异度为 95.6%，诊断肺炎的阳性似然比为 22.2，阴性似然比为 0.04。鉴于减少 X 线辐射对儿童的危害，建议在肺炎诊断路径中应将肺超声检查排在首位。研究建议：临床疑诊肺炎，如果患者一般情况良好，首先行肺超声检查，如肺超声检查阴性，在检查 24 ~ 48 小时后或治疗情况改善之后，可再行超声检查，否则行 CR 检查；如果患者一般情况差，肺超声及 CR 需要同时做，如都为阴性，需要诊断其他疾病。经治疗后，肺超声可用于复查任何病例，CR 仅仅适用于指南推荐人群。Parlamento S 等研究表明：肺超声是可用于床旁检查，可信度高，简便，无创伤的技术。肺超声对肺炎的急性诊断有重要意义。由于诊断肺炎的金标准是 CT，这篇文章没有评估肺超声的灵敏度及特异度，但并不是所有人都可以行胸部 CT 检查。Reali F 等研究表明：超声诊断 CAP 的灵敏度为 94%，特异度为 96%，然而 CR 的灵敏度为 82%，特异度为 94%。在 CAP 患者中，超声检查发现在 70 例患者中有胸膜下支气管充气征的肺实变，在 6

例发现 B 线。超声发现 17 例患者有胸腔积液，CR 只发现 11 例。在他们的研究中发现住院儿童经超声诊断 CAP 很精确。

国内 Liu J 等研究发现：肺超声诊断新生儿感染性肺炎，主要包括大面积边缘不规则的肺实变、支气管充气征、不正常的胸膜线、间质综合征。大面积不规则肺实变诊断新生儿肺炎的灵敏度为 100%，特异度为 100%。研究认为此检查适用于新生儿重症加强治疗病房，甚至可以取代 CR、CT。张山红等研究表明：床旁超声对肺炎诊断的敏感性 95.7%，大于 CR 对肺炎诊断的敏感性（75.4%），与国外报道相近。

11. 影像学联合超声可提高重症肺炎的早期识别率

重症肺炎导致的急性呼吸衰竭是常见的危重症，目前常用的诊断肺炎手段包括胸部 X 线和 CT。研究表明可能 CR 将胸部的影像学信息重叠在一张片子上，由于心脏、纵隔以及膈肌的影响，部分肺部病变可能无法发现。所以胸部 CT 成为诊断肺炎的金标准。杨俊飞等研究中发现重症甲型 H1N1 流感合并肺炎，CT 表现有肺内弥漫性病变7例，肺内实变16例，磨玻璃样改变27例，合并胸膜增厚12例，间质性改变38例，合并肺栓塞2例。宗文宏研究表明艾滋病合并肺孢子菌肺炎胸部CT特点：①双肺弥漫性或局限性分布磨玻璃状密度增高影，向心性，边缘模糊，可见支气管充气征，共6例。②斑片状、大小不等实变影，多为双侧对称分布，共3例。③网织状、多发结节，呈间质性改变，边缘清晰，共4例。④伴有气囊型病变及空洞形成，多分布肺上叶及肺周边，1例。沙特阿拉伯的一项研究表明，中东呼吸综合征最常见的胸部CT表现是双侧胸膜下和基底部肺组织受累为主的磨玻璃影，实变影相对少见，病变好发于胸膜下及支气管血管束周围，提示此类肺炎倾向于机化性肺炎的表现模式。向志等研究表明细菌性肺炎发生在肺叶实质及呈充气支气管征的概率明显高于病毒性肺炎，而病毒性肺炎呈小叶分布的毛玻璃样影概率明显高于细菌性肺炎，病毒性肺炎呈段的实变及多发小结节病灶的概率低于细菌性肺炎，病毒性肺炎呈毛玻璃样影＋网织条索概率高于细菌性肺炎。

但部分患者因为病情严重，不易搬动，或需要较高条件的呼吸机支持，可能无法完成CT检查。超声作为一种无创、快速的检查手段在临床被越来越多地使用，尤其在急诊抢救室和重症监护病房，在重症患者的检查和胸部影像动态观察中显示了其安全、快捷、准确的特性。

肺超声的优点：①简便快捷，无辐射，短期内可重复检查。②对于重症患者不便于搬动，不能行CT检查，仰卧位床旁CR检查效果差，肺超声可诊断肺炎，且仰卧位情况下，CR很难发现少量胸腔积液，且易误诊肺炎面积，但肺超声可以发现胸腔积液及肺炎面积大小。③儿童超声的声像特点和探头模式与成年人相同，易于医务人员掌握。④并且超声更进一步的优势是可用于肺炎随诊，监测治疗效果。

临床证明肺超声可以鉴别多种肺部疾病引起的肺实变。导致肺实变的原因包括感染、肺栓塞、肺癌及转移癌，压缩性及阻塞性肺不张及肺挫伤。通过超声作为辅助检查可能帮助鉴别引起肺实变的原因。研究表明，5例肺炎患者超声没有发现肺实变，2例发生在心缘旁的肺实变，2例发生在肩胛骨区域的肺实变，1例发生在肺中叶，且病变没有达到胸膜的肺实变。

超声的局限性：①肺部超声诊断对操作人员有依赖

性，操作人员缺乏训练或经验不足，难以保证诊断结果的准确性。②肺炎的声像特点不具有特异性，仅仅依靠超声，难以进行肺部疾病病因的鉴别诊断。③正常肺脏为含气组织，超声诊断的感染性肺炎多为肺实变严重的重症感染性肺炎，肺炎前期肺炎诊断受气体干扰，难以显示病理征象或肺炎患者病变未达到胸膜，病灶不易被探及。④某些病灶被周围含气组织包围，显示假阴性的超声征象。⑤部分区域超声波束达到困难，如锁骨上窝，腋区和肩胛骨保护区。所以肺部超声在重症肺炎的诊断中有一定的价值，但不能完全替代影像学及支气管镜检查。

12. 重症超声发展迅速，可用来动态评估炎症的发展

近年来超声因其直观、实时、可重复等特点，不仅可以用于病情评估，还可以进行动态监测，得到一些其他监测手段不能得到的重要监测和评估数据，为重症患者的治疗调整提供及时、准确的指导，因而已被称为重症超声（critical ultrasound）。

临床突发呼吸困难伴或不伴血流动力学不稳定是

重症患者呼吸循环系统共同受累的表现，是影响预后的独立危险因素。早期能否迅速判断病因并及时制订正确的治疗方案是影响预后的关键。传统的临床判断相关病因需行影像学检查和有创血流动力学监测，需时长、花费高、床旁不能及时获得有关信息、转运风险较高等。重症超声在重症患者中的快速诊断与治疗价值日益受到关注。我们根据既往使用临床超声经验结合临床工作制订了北京协和医院重症超声管理方案。

重症超声诊断标准：

（1）肺实变和肺不张超声影像表现：①组织样征。肺出现类似于肝样组织结构。②碎片征。块状组织样组织位于胸膜下产生的征象。③支气管充气征。

（2）ARDS超声影像表现：①非匀齐的B线分布；②胸膜线异常征象；③前壁的胸膜下实变；④肺滑动征减弱或消失；⑤存在正常的肺实质。

（3）气胸的超声影像表现：①胸膜滑动征消失；②B线消失；③出现肺点。

（4）急性肺水肿（心源性或单纯容量负荷增加）超声影像表现：①弥漫匀齐的B线分布；②固定增宽的下腔静脉；③伴或不伴左心室射血分数（LVEF）明显下

降；④左心舒张末面积增加。

（5）大面积肺栓塞超声影像表现：①肺部 A 线；②室间隔矛盾运动；③右室增大，收缩力下降；④肺动脉内可见血栓。此方案可用于呼吸困难及血流动力学不稳定的病因判断及早期评估，有助于临床获得更多有价值的信息。

肺部超声已经广泛应用于急危重症的许多诊治过程中，大量研究已证实，肺部超声在很多肺部疾病诊断方面具有较强的优势，如急性呼吸衰竭、心源性肺水肿、慢性阻塞性肺疾病急性发作、气胸、肺不张等。目前，肺超声可以评估不同原因导致的 ARDS，新的检查手段可以评估肺间质水肿及肺泡水肿情况。李莲花等研究表明肺部超声可以预测 ARDS 患者肺损伤严重程度，评估病死率和预后，也可以联合氧合指数等传统参数对 ARDS 进行病情分级，甚至比氧合指数能更早地预测 ARDS 的病情程度及预后。

重症超声主要用于重症患者的呼吸、循环监测。胸部 CT 可以精确的计算血管外肺水，然而危重患者行 CT 检查，需将患者搬运至 CT 室，风险很大，尤其患者严重的血流动力学不稳定，甚至威胁患者生命。床旁X线检查，对患者体位要求高，如果床旁X线没有获得最佳图像，可能漏诊肺实变，而床旁超声避免了传统影像学检查的缺点，对患者体位要求不高，也不用搬运患者。再以循环监测为例，传统上使用脉搏指示连续心排出量监测，可以精确的监测血管外肺水，但是是有创的，可能引发导管相关感染，已有研究证实，肺水肿的半定量B线评分可以用于准确地对肺水肿的情况进行评估。

重症超声作为多系统多器官评估的工具，作为重症医学的一个关键环节，进行专业化发展也是必由之路。

综上所述，超声越来越广泛的运用于临床，可用于诊断重症肺炎。诊断肺炎灵敏度高，可信赖，简便快捷，无辐射，短期内可重复检查。肺部超声操作简便，成年人和儿童声像特点及探头模式相同，对于重症患者，仰卧位床旁CR效果差，且很难发现胸腔积液，但肺超声可以发现胸腔积液及肺炎面积，故肺部超声可以替代胸片诊断肺炎。但肺部超声对肺炎的声像特点不具有特异性，仅仅依靠超声，难以进行肺部疾病病因的鉴别诊断，且难以显示未达到胸膜的病变，所以肺部超声在重症肺炎的诊断中有一定的价值，但不能完全替代胸部 CT。

而超声检查与医师的经验有关，虽然肺超声观察的内容相对简单，但根据超声影像做出正确的诊断并用于指导临床实践，仍需要进一步研究及经验的积累。总之，超声诊断 CAP，尤其是重症肺炎的敏感性、准确度优于 CR，其作为一种无创、快速、有效的检查，在肺炎的诊断和鉴别诊断中有一定的价值。

参考文献

1.Almirall J, Bolíbar I, Vidal J, et al. Epidemiology of community-acquired pneumonia in adults：a population-based study. Eur Respir J, 2000, 15（4）：757-763.

2.Ewig S, Birkner N, Strauss R, et al.New perspectives on community-acquired pneumonia in 388-406 patients. Results from a nationwide mandatory performance measurement programme in healthcare quality. Thorax, 2009, 64：1062-1069.

3.Eurich DT, Majumdar SR, Marrie TJ.Population-based cohort study of outpatients with pneumonia：rationale, design and baseline characteristics. BMC Infect Dis, 2012, 12（10）：135.

4.Lichtenstein DA. Ultrasound exa min ation of the lungs in the intensive care unit. Pediatr Crit Care Med, 2009, 10（6）：693-698.

5.Cortellaro F, Colombo S, Coen D, et al.Lung ultrasound is an accurate diagnostic tool for the diagnosis of pneumonia in the emergency department. Emerg Med J, 2012, 29 (1): 19-23.

6.Reissig A, Copetti R, Mathis G, et al.Lung ultrasound in the diagnosis and follow up of community-acquired pneumonia : a prospective, multicenter, diagnostic accuracy study. Chest, 2012, 142 (4): 965-972.

7.Weinberg B, Diakoumakis EE, Kass EG, et al. The air bronchogram : sonographic demonstration. AJR Am J Roentgenol, 1986, 147 (3): 593-595.

8.Iuri D, De Candia A, Bazzocchi M. Evaluation of the lung in children with suspected pneumonia : usefulness of ultrasonography. Radiol Med, 2009, 114 (2): 321-330.

9.Caiulo VA, Gargani L, Caiulo S, et al. Lung ultrasound characteristics of community-acquired pneumonia in hospitalized children. Pediatr Pulmonol, 2013, 48 (3): 280-287.

10.Zhang YK, Li J, Yang JP, et al. Lung ultrasonography for the diagnosis of 11 patients with acute respiratory distress syndrome due to bird flu H7N9 infection. Virol J, 2015, 12 : 176.

11.Soldati G, Copetti R, Sher S. Sonographic Interstitial Syndrome The Sound of Lung Water. J Ultrasound Med, 2009, 28 (2): 163-174.

12.Iorio G, Capasso M, De Luca G, et al. Lung ultrasound in the diagnosis of pneumonia in children : proposal for a new diagnostic algorithm. Peer J, 2015, 10 (3): e1374.

13.Parlamento S, Copetti R, Di Bartolomeo S. Evaluation of lung ultrasound for the diagnosis of pneumonia in the ED. Am J Emerg Med, 2009, 27 (4): 379-384.

14.Reali F, Sferrazza Papa GF, Carlucci P, et al. Can lung ultrasound replace chest radiography for the diagnosis of pneumonia in hospitalized children? Respiration, 2014, 88 (2): 112-115.

15.Liu J, Liu F, Liu Y, et al.Lung ultrasonography for the diagnosis of severe neonatal pneumonia.Chest, 2014, 146 (2): 383-388.

16. 张山红, 张洪波, 刘笑雷, 等. 床旁超声和胸部 X 线检查在重症肺炎诊断中的临床对比观察. 中华急诊医学杂志, 2014, 23, (12): 1366-1370.

17. 沈鹏, 宗酉明, 施云超, 等. 超声在评估人感染 H7N9 禽流感肺部病变中的应用. 中华急诊医学杂志, 2014, 23 (2): 224-226.

18.Hagaman JT, Rouan GW, Shipley RT, et al.Admission chest radiograph lacks sensitivity in the diagnosis of community-acquired pneumonia. Am J Med Sci, 2009, 337 (4): 236-240.

19. 杨俊飞, 庞永立, 等. 重症甲型 H1N1 流感并发肺炎患者胸部 CT 特征分析. 中华消化病与影像学杂志, 2012.2 (1): 45-47.

20. 宗文宏, 余文庆. 艾滋病合并肺孢子菌肺炎患者胸部 CT 影像学特点分析. 中华肺部疾病杂志, 2013.6 (4): 29-30.

21.Ajlan AM, Ahyad RA, Jamjoom LG, et al. Middle East respiratory syndrome coronavirus (MERS-CoV) infection: chest CT findings.AJR Am J Roentgenol, 2014, 203 (4): 782-787.

22. 向志, 谢茂峰. 病毒性肺炎与细菌性肺炎胸部 CT 特点、临床变现对比分析. 临床医学, 2015, 35 (3): 56-58.

23.Michael Blaivas.Lung ultrasound in evaluation of pneumonia. J Ultrasound Med, 2012, 31 (6): 823-826.

24.Volpicelli G, Elbarbary M, Blaivas M, et al.International evidence-based recommendations for point-of-care lung ultrasound. Intensive Care Med, 2012, 38 (4): 577-591.

25.Reali F, Sferrazza Papa GF, Carlucci P, et al.Can lung ultrasound replace chest radiography for the diagnosis of pneumonia in hospitalized children? Respiration, 2014, 88 (2): 112-115.

26. 王小亭, 赵华, 刘大为, 等. 重症超声快速管理方案在ICU重症患者急性呼吸困难或血流动力学不稳定病因诊断中的作用. 中华内科杂志, 2014.53 (10), 793-798

27. 黄鹤, 崔云亮, 田昭涛, 等. 急性呼吸窘迫综合征的肺部超声诊断价值. 中华危重病急救医学, 2014, 26 (8): 606-608.

28. 沈鹏, 罗汝斌, 高玉芝, 等. 床旁超声对机械通气患者呼气末正压诱导肺容积改变的评估价值. 中华结核和呼吸杂志, 2014, 37 (5): 332-336.

29.Lichtenstein DA, Meziere GA. Relevance of lung ultrasound in the diagnosis of acute respiratory failure : the BLUE protocol. Chest, 2008, 134 (1): 117-25.

30.Volpicelli G, Melniker LA, Cardinale L, et al. Lung ultrasound in diagnosing and monitoring pulmonary interstitial fluid.Radiol Med, 2013, 118 (2): 196-205.

31. 李莲花, 杨倩, 李黎明, 等. 肺部超声评分评估急性呼吸窘迫综合征患者病情严重程度及预后的价值. 中华危重病急救医学, 2015, 27 (7): 579-584.

32.Malbouisson LM, Preteux F, Puybasset L, et al. Validation of a software designed for computed tomographic (CT) measurement of lung water. Intensive Care Med, 2001, 27 (3): 602-608.

33.Rouby JJ, Puybasset L, Nieszkowska A, et al. Acute respiratory distress syndrome : lessons from computed tomography of the whole lung. Crit Care Med, 2003, 31 (4 Suppl): S285–S295.

34.Ovenfors CO, Hedgecock MW.Intensive care unit radiology : problems of interpretation. Radiol Clin North Am, 1978, 16 (3): 407-439.

35.Khan AN, Al-Jahdali H, Al-Ghanem S, et al.Reading chest radiographs in the critically ill (Part I): Normal chest radiographic appearance, instrumentation and complications from instrumentation. Ann Thorac Med, 2009, 4 (2): 75-87.

36.Rossi P, Wanecek M, Rudehill A, et al.Comparison of a single indicator and gravimetric technique for estimation of extravascular lung water in endotoxemic pigs. Crit Care Med, 2006, 34 : 1437-1443.

37.Volpicelli G. Lung sonography. J Ultrasound Med, 2012, 32 (1): 165-170.

医师经验和判断仍是判断呼吸衰竭的基石

社区获得性肺炎是呼吸系统的常见疾病，严重肺炎患者可出现呼吸衰竭、MODS，严重者甚至死亡。社区获得性肺炎的病死率在西方国家仍然居高不下，是威胁人类生命的常见疾病之一。在美国每年约有1000万例社区获得性肺炎门诊患者，住院患者达60万～110万例次，而重症监护病房的重症CAP患者病死率高达50%。在中国，CAP在各种直接死亡原因中排在第5位，带来极大的经济负担。研究发现不同国家、地区肺炎的住院率、住院时间，诊治措施及病死率存在很大的差异，医师在决定患者是否住院治疗及采用何种治疗措施时存在很大的主观性。普遍存在高估患者的严重程度而导致不必要的住院治疗及过度医疗现象，浪费医疗资源。对CAP严重程度及预后的正确评估对于疾病的治疗和减轻经济负担至关重要。

13. 常用的肺炎严重程度的评分方法各有优势

目前常用的评估肺炎严重程度的评分方法包括APACHE Ⅱ、PSI、CRB-65、IDSA/ATS等，这些评分方法在西方国家已经通过大样本的回顾性分析，能够准确地对CAP患者进行危险分层，帮助临床医师做出临床决策。

（1）APACHE Ⅱ评分。急性生理学及慢性健康状况评分系统APACHE Ⅱ（acute physiology and chronic health evaluation scoring system）是目前临床上重症监护病房应用最广泛、最具权威的危重病病情评价系统。根据它对重症监护病房患者的病情评定和病死率的预测，可以客观地制订和修正医疗护理计划，为提高医疗质量、合理利用医疗资源以及确定最佳出院时机或选择治疗的时间，提供了客观、科学的依据。既可用于单病种患者的比较，也可用于混合病种。APACHE Ⅱ共12项参数（均为进入ICU后前24小时内最差者），每项分值仍为0～4分，总分值0～60分。年龄分值0～6分，CPS 2～5分。APACHE Ⅱ的总分值为0～71分，分值越高病情越重。

（2）PSI评分。美国胸科协会（ATS）和美国感染病协会（IDSA）于2007年制定了《社区获得性肺炎诊断和治疗指南》，推荐用PSI以及CURB-65评分对病情及预后进行评估。

PSI评分包括年龄、性别、护理机构人员、肿瘤、肝脏疾病、充血性心力衰竭、脑血管疾病、肾脏疾病、精神状态改变、呼吸频率 > 30次/分、收缩压 < 90mmHg、体温 < 35℃或 > 40℃、脉搏 > 125次/分、动脉血气分析pH < 7.35、血尿素氮 > 11mmol/L、血钠 < 130mmol/L、血糖 > 14.0mmol/L、红细胞比容 < 30%、POZ < 60mmHg和胸腔积液20个参数。年龄加上其余19个参数（评分从10分到30分不等）算出总分（女性患者减去10分）。总分（50、51～70、

71～90、91～130 和＞130)分别为Ⅰ级、Ⅱ级、Ⅲ级、Ⅳ级和Ⅴ级。

(3) CURB-65 评分。CURB-65 评分则相对简单，方便记忆和操作，更关注急性感染方面的评估。包括意识改变 (new onset confusion, C)，血尿素氮 (urea, U) ＞7mmol/L，呼吸频率 (respiratory rate, R) ＞30 次/分，血压 (blood pressure, B) 收缩压＜90mmHg 或舒张压＜60mmHg，年龄＞65 岁。每符合一条为 1 分，总分从 0 分到 5 分。社区获得性肺炎患者评分方式分为低风险、中等风险、高风险，具体为低风险：0～1 分，中等风险：2 分，高风险：3～5 分。

(4) IDSA/ATS 评分。美国感染性疾病学会 (infectious diseases society of america, IDSA) / 美国胸科学会 (american thoracic society, ATS) 在 2001 年颁布成年人社区获得性肺炎管理指南，并定义凡符合 2 项主要诊断标准之一 (需要有创机械通气或感染性休克需要血管收缩剂治疗) 或 9 项次要诊断标准中 3 项 [呼吸频率 ≥ 30 次/分，动脉血氧分压/吸氧浓度 (arterial oxygen pressure/fraction inspired oxygen, PaO_2/FiO_2) ≤ 250mmHg (1mmHg=0.133kPa)，多肺叶浸润，

意识障碍／定向障碍，血尿素氮 ≥ 7mmol/L，白细胞 < 4.0 × 10⁹/L，血小板 < 100 × 10⁹/L，体温 < 36℃ 和低血压且需强力液体复苏] 者为重症社区获得性肺炎。

（5）SMART-COP 评分。SMART-COP 是 2008 年由澳大利亚的社区获得性肺炎研究计划通过对 882 例患者采用前瞻性多中心观察提出来的，用于预测需要呼吸和循环支持的患者的评分量表。研究显示 SMART-COP 评分量表在预测患者是否应该进入 ICU 治疗以及是否需要机械通气和缩血管药物方面比 CURB-65 和 PSI 更有优势。详见表 1。

表 1　SMART-COP 评分量表

项目			分值
S　收缩压 < 90mmHg			2 分
M　胸片可观察到多肺叶受累			1 分
A　白蛋白 < 35g/L			1 分
R　呼吸频率 – 年龄校正节点			
年龄（岁）	≤ 50	> 50	1 分
呼吸频率（次 / 分）	≥ 25	≥ 30	
T　心动过速（心率 > 125 次 / 分）			1 分
C　意识障碍（新发生的）			1 分
O　低氧 – 年龄校正节点			
年龄（岁）	≤ 50	> 50	
PaO_2（mmHg）	< 70	< 60	2 分
或 SaO_2（%）	≤ 93	≤ 90	
或氧合指数	≤ 333	≤ 250	
P　动脉血 pH < 7.35			2 分

各项指标积累计分结果，0～2分：存在低风险需要呼吸循环支持；3～4分：存在中度风险需要呼吸循环支持；5～6分：存在高风险需要呼吸循环支持；≥7分：存在极高风险需要呼吸循环支持。

（6）我国CAP重症肺炎诊断标准。2006年，中华医学会呼吸病学分会结合国外病情评分系统和我国国情，推出新的CAP指南。该指南与美国2001年推出的肺炎指南相似，列出了肺炎住院标准及重症肺炎的诊断标准，但未提及危险度分级。该标准包括7项指标：①意识障碍；②呼吸频率≥30次/分；③ PaO_2 < 60mmHg，PaO_2/FiO_2 < 300，需行机械通气治疗；④动脉收缩压< 90mmHg；⑤并发脓毒性休克；⑥X线胸片显示双侧或多肺叶受累，或入院48小时内病变扩大≥50%；⑦少尿：尿量< 20ml/h，或< 80ml/4h，或并发急性肾功能衰竭需要透析治疗。具有任意一项及以上者可诊断为重症肺炎，有条件时可收住ICU治疗。

大量的研究表明，PSI、CURB-65、IDSA/ATS都可以帮助急诊医师明确肺炎的严重度和预后，而APACHE-Ⅱ则有助于医师了解危重症患者的病死率。

14. 经验与判断在评估患者严重程度方面起着重要作用

尽管这些严重度评分都可以很好地帮助临床医师了解病情，进而选择合适的治疗手段，然而，在老年患者中，特别是在高龄患者中，这些评分会存在一定的偏移。而且，在许多国家的研究表明，医师们在实际临床工作中对这些评分的应用并不十分频繁，主要原因是存在大量的变量须进行计算。

2006 年我国在一项回顾性研究中对中国社区获得性肺炎诊疗指南中病情评估标准与 PSI 分类的相关性进行比较研究，证实中国社区获得性肺炎的病情评估标准能准确判断患者病情严重程度，应推广实施。2009 年，我国一项回顾性研究通过 PSI 评分、CURB 和 CURB-65 评分与我国 2006 年社区获得性肺炎指南分级对照研究，选取 2000 年 1 月至 2007 年 4 月北京大学第三医院呼吸科住院的社区获得性肺炎患者 165 例作为研究对象，通过回顾性研究显示：在预测死亡和入住 ICU 方面，我国重症肺炎标准敏感性最高，而 PSI、CURB 和 CURB65 标准敏感性均仅有 50.0%，提示 3 种国际标准识别高死亡风险患者效能差。

因此，临床医师在评估患者病情严重程度和选择治疗方案时，不能仅仅依赖肺炎严重度评分，还有许多其他因素要考虑进去。在评估肺炎严重度时，可能发生的状况必须要考虑在内：①存在严重脓毒症；②发生急性呼吸衰竭；③出现重症肺炎合并症。

（1）脓毒症。脓毒症是指由感染所致的全身炎症反应综合征，可由任何部位感染诱发，并能发展为多器官功能衰竭及脓毒性休克，而肺炎是引发脓毒症的主要原因之一。Rivers 等研究发现早期定量液体复苏可减少脓毒症休克患者病死率，这种治疗方案被称为早期目标导向治疗（EGDT），在临床工作中广泛推广。然而随着新进国内外研究报道，特别是两项多中心随机对照研究（ProCESS 研究和 ARISE 研究）显示，EGDT 对于脓毒性休克的疗效不优于常规治疗，EGDT 组与对照组脓毒症患者在 90 天病死率上无统计学差异。缩短脓毒症的诊断时间是降低脓毒症相关病死率的重要手段，Wacker 等进行的一项系统回顾和 Meta 分析研究得到结论，降钙素原是早期脓毒症诊断的重要生物标记物，因此建议应用降钙素对可疑感染的重症患者进行脓毒症的早期筛查。一旦确诊了脓毒症，尽早给予静脉抗生素，对于脓毒症休克的患者，需在 1 小时内开始抗感染治疗。最初经验性抗感染治疗后，应每日评估抗感染治疗方案及疗效，以尽快达到临床治疗效果并且节省医疗资源。

（2）急性呼吸窘迫综合征。ARDS 是因为肺内外严重疾病引发肺毛细血管损伤，造成肺水肿和肺不张，进而发生呼吸窘迫以及难治的低氧血症。ARDS 是重症肺炎患者最严重的并发症之一，病死率非常高，对患者的生命安全有重要的影响。发生 ARDS 的原因非常多，其中肺部感染是最重要的原因。在对 ARDS 进行治疗的时候，首先，要积极治疗患者基础疾病，以提高患者的免疫力，从而为治疗 ARDS 打好基础，减少感染的发生概率。其次，要纠正缺氧，机械通气，提高血氧分压，维持呼吸末正压，防止肺泡闭塞，从而促进肺泡水肿的消退。再次，还要为患者提供水和电解质以及酸碱平衡来维持机体的循环系统，为患者提供强心药物的治疗，重视抗感染的治疗。

（3）重症肺炎合并症。有研究指出在社区获得性肺炎患者中，1/3 的患者合并急性肾功能损害（AKI），而其中 3/4 的患者是重症社区获得性肺炎。所以临床上，在重症肺炎患者的管理中，应当重视肾功能水平的监测。有研究提示血钠水平降低与重症肺炎的预后相关，报道认为低钠血症增加重症肺炎的病死率，另有报道称，不仅低钠血症增加重症肺炎的病死率，并且低钠血症还加重重症肺炎患者的病情，延长入住 ICU 及总的住院时间。用等渗盐水初始治疗可减少因低钠血症导致的并发症的风险。血小板水平降低也与重症肺炎的预后相关，血小板减少是重症社区获得性肺炎的重要预后预测因素，它与难治性脓毒性休克、多脏器功能不全、ARDS 等密切相关。代谢性酸中毒是重症肺炎死亡患者的重要特征。西方有学者对 96 例社区获得性肺炎患者的研究发现，在气管插管患者中约 37% 的患者存在代谢性酸中毒，并且发现代谢性酸中毒在死亡患者与生存患者间具有显著差异（$P=0.02$）。2007 年的美国社区获得性肺炎指南将代谢性酸中毒作为判断重症肺炎的一个次要标准。

综上所述，我们认为，尽管现在已经具备了有效的治疗方式和药品，但社区获得性肺炎仍然是最常见的感染类疾病，并且是美国最常见的致死原因之一。在治疗社区获得性肺炎患者时，最大的挑战是风险分级：最重要的是明确哪些患者处于高病死率的风险中，哪些患者需要尽快给予积极的治疗。严重度评分工具可以帮助临床医师做出决定，然而，受地域、人种、年龄等多种因素影响和制约，在某些患者人群中，这些评分可能出现偏差。所以，除肺炎严重度评分，临床医师评估患者严重程度时的经验与判断仍是临床诊治的基石。

参考文献

1.McLaughlin JM，Johnson MH，Kagan SA，et al. Clinical and economic burden of community-acquired pneumonia in the Veterans Health Ad min istration，2011：a retrospective cohort study. Infection，2015，43（6）：671-680.

2.Ramirez JA. Community-acquired pneumonia in adults.Prim Care，2003，30（1）：155-171.

3. 刘又宁. 社区获得性肺炎流行病学及指南修改. 第六届全国抗菌药物临床药理学术会议论文集. 2006：48-55.

4.Naeini AE，Abbasi S，Haghighipour S，et al.Comparing the APACHE II score and IBM-10 score for predicting mortality in patients with ventilator-associated pneumonia. Adv Biomed Res，2015，4（1）：47.

5.Vohra AS，Tak HJ，Shah MB，et al. Intensive Care Unit

Admission With Community-Acquired Pneumonia. Am J Med Sci, 2015, 350 (5): 380-386.

6.Akuzawa N, Naito H. Nutritional parameters affecting severity of pneumonia and length of hospital stay in patients with pneumococcal pneumonia: a retrospective cross-sectional study. BMC Pulm Med, 2015, 15 (1): 149.

7.Lopardo G, Basombrío A, Clara L, et al. Guidelines for management of community-acquired pneumonia in adults. Medicina (B Aires), 2015, 75 (4): 245-257.

8.Lim HF, Phua J, Mukhopadhyay A, et al. IDSA/ATS min or criteria aid pre-intensive care unit resuscitation in severe community-acquired pneumonia.Eur Respir J, 2014, 43 (3): 852-862.

9.Charles PG, Wolfe R, Whitby M, et al.SMART-COP: a tool for predicting the need for intensive respiratory or vasopressor support in community-acquired pneumonia. Clin Infect Dis, 2008, 47 (3): 375-384.

10. 中华医学会呼吸病学分会，社区获得性肺炎诊断和治疗指南. 中华结核和呼吸杂志. 2006, 29 (10): 651-655.

11. 金玮韵，曹瑞杰，周敏. 肺炎严重度评估研究进展. 中国民康医学. 2012 (04): 468-469.

12.Paola Faverio, Stefano Alibertia, Giuseppe Bellelli, et al. The management of community-acquired pneumonia in the elderly. Eur J Intern Med, 2014, 25 (4): 312-319.

13.Peake SL, Delaney A, Bailey M, et al. Goal-directed

resuscitation for patients with early septic shock. N Engl J Med, 2014, 371 (16): 1496-1506.

14.Wacker C, Prkno A, Brunkhorst FM, et al. Procalcitonin as a diagnostic marker for sepsis : a systematic review and meta-analysis. Lancet Infect Dis, 2013, 13 (5): 426-435.

15. 中华医学会重症学分会 . 中国严重脓毒症 / 脓毒性休克治疗指南 (2014) . 中华内科杂志, 2015, 54 (06): 557-581.

16.Mekontso Dessap A, Boissier F, Charron C, et al. Acute cor pulmonale during protective ventilation for acute respiratory distress syndrome : prevalence, predictors, and clinical impact. Intensive Care Med, 2016, 42 (5): 862-870.

17.Akram AR, Singanayagam A, Choudhury G, et al. Incidence and prognostic implications of acute kidney injury on admission in patients with community-acquired pneumonia. Chest, 2010, 138 (4): 825-832.

18.Yang XF, Wang HR, Gu JH, et al. Study of automated acid-base mapping on diagnose and treatment of community acquired pneumonia in emergency department.Zhongguo Wei Zhong Bing Ji Jiu Yi Xue, 2012, 24 (10): 600-603.

重症细菌性肺炎病原学的变迁

　　重症肺炎是内科常见的危重急症，常表现为严重和持久的低氧血症，短时间内可出现多器官功能损害，易进展为多脏器功能衰竭，病情进展速度快、病死率高、治疗困难且预后较差。重症肺炎患者常伴有多种基础疾病，须入住 ICU，与普通肺炎患者有着明显的临床差异。重症肺炎的致病病原体有细菌、病毒、支原体及衣原体等。由细菌引发的重症肺炎称重症细菌性肺炎。重症肺炎根据感染病原菌的场所不同，又可分为重症社区获得性肺炎和重症医院获得性肺炎。本文将从社区获得性肺炎和医院获得性肺炎两方面详细阐述重症细菌性肺炎的病原学变迁，以及不同细菌所致重症肺炎的临床表现、影像学表现及治疗等方面的差异。重症肺炎的病原学具有地域特点，并且随着抗生素的广泛应用，病原体耐药性日趋严重，多重耐药菌检出日趋增多。

15. 重症社区获得性细菌性肺炎的常见致病菌

重症社区获得性细菌性肺炎的常见致病菌包括肺炎链球菌、军团菌、金黄色葡萄球菌以及军团菌外的 G^- 菌等。

重症社区获得性细菌性肺炎是指重症肺炎发生于非住院或者症状出现前长期居住在看护单位内达 14 天以上的患者。在有效抗生素应用之前，其致病细菌最常见为 G^+ 菌，主要为肺炎链球菌或葡萄球菌。但随着治疗手段的多样化，重症社区获得性肺炎的病原体无论是种属上、分布上均出现明显变化。近年来，在细菌方面，相继出现不少新的致病菌，如军团菌，为 G^- 杆菌。一些过去认为不致病，而如今在适当条件下成为重要的条件致病菌，如凝固酶阴性葡萄球菌。另外，研究显示，重症社区获得性肺炎和普通社区获得性肺炎的致病菌也有较大的差异，依次为肺炎链球菌、军团菌、金黄色葡萄球菌、军团菌外的 G^- 菌。

（1）肺炎链球菌。肺炎链球菌是社区获得性肺炎最常见的细菌，发生率占 30% ～ 70%。乙醇中毒、抽搐、昏迷或麻醉后，可损伤呼吸系统防御功能，使患者咽喉部大量含有肺炎链球菌的分泌物吸入到下呼吸道，引起肺炎。病毒感染和吸烟可造成纤毛运动受损，导致局部防御功能下降。充血性心力衰竭也是细菌性肺炎的先兆因素。脾切除或脾功能亢进患者可发生暴发性的肺炎链球菌肺炎。多发性骨髓瘤、低丙种球蛋白血症或慢性淋巴细胞白血病等疾病均为肺炎链球菌感染的重要危险因素。肺炎链球菌易感染老年人或身体衰弱的成年人，也能对所有年龄组的人群产生感染。典型的肺炎链球菌肺炎表现为肺实变、寒战、体温 > 39.4℃，多汗和胸膜疼痛。这些临床表现多见于原先健康的年轻人且常伴有菌血症。相反，老年患者中肺炎链球菌肺炎的临床表现隐匿、常缺乏典型的临床表现和体征。典型的肺炎链球菌肺炎的 X 线表现为肺叶、肺段的实变。但是，需要注意肺炎链球菌肺炎的其他不典型的胸部 X 线表现；30% 患者表现为支气管肺炎的影像学改变，肺叶、肺段实变的患者易合并菌血症。

肺炎链球菌肺炎合并菌血症的病死率为30%～76%，比无菌血症者高9倍，如有其他并发症可增至11倍。肺炎链球菌肺炎的初期治疗往往是经验性的，选择抗生素时最好以本地区肺炎链球菌的药物耐药发生率为指导。通常敏感菌株首选青霉素或口服阿莫西林等；中敏感可选用氨苄西林等；高度耐药菌应选用氟喹诺酮类、万古霉素等有抗菌活性的药物。

（2）军团菌。军团菌肺炎在社区获得性肺炎的发生率为2%～6%，但在入住ICU的社区获得性肺炎患者中占12%～23%，占第二位，仅次于肺炎链球菌，为重症社区获得性肺炎的重要病原体。军团菌肺炎多发生于男性、年迈、体衰和抽烟者，心肺基础疾患、糖尿病和肾衰竭是军团菌肺炎的高危因素。临床上军团菌肺炎的潜伏期为2～10天。患者有短暂的不适、发热、寒战和间断干咳。肌痛常明显，胸痛的发生率为33%，呼吸困难为60%。胃肠道症状表现明显，恶心和腹痛多见,33%的患者有腹泻。不少患者还有肺外症状，急性的精神神智变化。急性肾衰竭和黄疸等。军团菌的X线表现：特征性改变为肺泡性、斑片状、肺叶段状分

布或弥漫性肺浸润。胸腔积液相对较多。20% ～ 40%
患者可发生进行性呼吸衰竭，约 15% 以上的病例需机
械通气。实验室检查不具特异性，50% 的患者有低钠
血症，此项检查有助于军团菌肺炎的诊断和鉴别诊断。
治疗可选红霉素、阿奇霉素或左旋氧氟沙星等。

（3）金黄色葡萄球菌。金黄色葡萄球菌肺炎在非
流行性感冒时期的发生率为 1% ～ 5%；但在流行性感
冒时期，其发生率可高达 25%。通过对 66 例金黄色葡
萄球菌感染的社区获得性肺炎病例分析，发现约 50%
的病例有某种基础疾病的存在。呼吸困难和低氧血症较
为普遍，病死率可达 30%，须入住 ICU 的金黄色葡萄
球菌社区获得性肺炎患者，病死率约 64%，如需机械
通气病死率可达 90%。90% 以上的患者死亡发生在最
初 48 小时内。胸部 X 检查常见密度增高的实变影。金
黄色葡萄球菌社区获得性肺炎为一种化脓性、坏死性
肺炎，常伴发肺脓肿和脓胸。

对甲氧西林敏感的金黄色葡萄球菌可使用氯唑西
林或苯唑西林。耐甲氧西林金黄色葡萄球菌在社区
获得性肺炎中较少见，一旦明确诊断，通常选用万
古霉素。

（4）G⁻菌。在社区获得性肺炎中，革兰阴性菌感染约占20%，主要的病原菌有肺炎克雷白杆菌、不动杆菌属、变形杆菌、沙雷菌属。肺炎克雷白杆菌所致的社区获得性肺炎不多见，占1%～5%，但是常以暴发形式出现，病情常较为危重。酗酒者、慢性呼吸系统疾病患者、衰弱者常为高危人群。临床表现有明显的中毒症状，典型的胶冻样痰并不多见。胸部X线的典型表现为右上肺叶的浓密浸润阴影，边缘清楚，早期可有脓肿形成。即使给予积极治疗，病死率仍可高达40%～50%。这种暴发形式的肺炎克雷白杆菌肺炎在住院患者中并不常见，住院患者常因吸入口咽部的定植菌而产生医院获得性克雷白杆菌肺炎。

（5）流感嗜血杆菌。流感嗜血杆菌感染占社区获得性肺炎病例的8%～20%，老年人和COPD患者常为高危人群。流感嗜血杆菌肺炎发病前多有上呼吸道感染的病史。起病可急可慢，急性发病者有发热、咳嗽、咳痰。COPD患者起病较为缓慢，表现为原有咳嗽症状的加重。婴幼儿肺炎发病多较急，病情偏重，临床上有高热、惊厥、呼吸急促和发绀，有时可发生呼吸衰竭。查体可闻及散在或局限的干湿啰音，但大片实变体征者少见。胸部 X 线表现为支气管肺炎，约 1/4 呈肺叶或肺段实变影，很少有肺脓肿或脓胸形成。

流感嗜血杆菌肺炎缺乏特异性的临床表现，故诊断依赖于病原学培养。由于正常人鼻咽部常带菌，因而可污染痰液，所以普通培养结果不能作为诊断依据。临床上诊断流感嗜血杆菌肺炎应做痰定量培养，或在避开咽部污染的条件下，直接取下呼吸道的分泌物培养。

流感嗜血杆菌肺炎的治疗可选用广谱青霉素，第一代、二代头孢菌素，多西环素，β 内酰胺类，氟喹诺酮类，如耐药可应用加酶抑制剂的 β 内酰胺类或三代头孢菌素。

16. 重症医院获得性细菌性肺炎的致病菌以 G⁻ 菌为主

医院获得性肺炎是指患者入院时不存在、也不处于感染潜伏期，而于入院 48 小时后在医院内发生的肺炎。重症医院获得性细菌性肺炎的主要病原菌以 G⁻ 菌占多数，依次为铜绿假单胞菌、流感嗜血杆菌、肺炎克雷白杆菌、大肠埃希菌、其他假单胞菌（包括嗜麦芽窄食单胞菌），β 内酰胺酶阳性率达 75% 以上。在 G⁺ 菌中，以金黄色葡萄球菌多见，约占10%，β内酰胺酶阳性率达90%以上，上述致病菌引起的肺感染大多属难治性肺炎，这与20世纪70～80年代的致病菌谱截然不同。研究还表明混合性感染已占院内肺炎的50%以上。

（1）重症医院获得性肺炎的致病菌。医院获得性肺炎的病原体与社区获得性肺炎不同，医院获得性肺炎的病原种类与患者在医院内所处的科室、自身的高危因素、住院时间的长短及肺炎的严重程度有关。①无危险因素或风险小的患者所患院内肺炎的病原体。革兰阴性杆菌多为克雷伯杆菌属、肠杆菌属及沙雷菌属等。革兰阳性球菌为肺炎链球菌或金黄色葡萄球菌。②具有高危因素的患者，如进行侵入性检查或治疗操作、住院时间长的患者，革兰阴性杆菌以铜绿假单胞菌和其他多重耐药革兰阴性杆菌为主，如不动杆菌属、克雷伯菌属、肠杆菌属、嗜麦芽窄食单胞菌等。革兰阳性球菌以金黄色葡萄球菌（甲氧西林耐药常见）为主，凝固酶阴性葡萄球菌是导致此类肺炎最常见的细菌，肠球菌的分离率越来越高。吸入性肺炎在医院获得性肺炎中很常见，多由口腔定植菌引起，包括需氧菌和厌氧菌，这些细菌构成了口腔所见的大部分微生物。

（2）重症医院获得性肺炎病原耐药情况。近年来，由于人口老龄化、免疫缺陷及免疫抑制剂的应用增多、重症监护医学的发展、机械通气应用的增加、大量广谱抗生素的应用，使得目前医院获得性肺炎的病原体发生了变化，有些病原体尚无有效抗生素，有些细菌对抗生素的耐药性逐年增加，并成为医院获得性肺炎的主要病原菌。以下是医院获得性肺炎的常见的耐药菌。

耐甲氧西林金黄色葡萄球菌（MRSA）。随着青霉素的广泛使用，有些金黄色葡萄球菌产生 β 内酰胺酶，能水解 β 内酰胺环，表现为对青霉素的耐药。1959 年甲氧西林（methicillin）应用于临床后曾有效地控制了金黄色葡萄球菌产酶株的感染，但在 1963 年 Jevons 首次发现了耐甲氧西林金黄色葡萄球菌（MRSA）。MRSA 定义为对甲氧西林、苯唑西林、头孢西丁耐药或 mecA 基因阳性的金黄色葡萄球菌。20 世纪 80 年代以来 MRSA 迅速增加，近年来国内部分重症监护室报道 MRSA 的发生率已超过 90%。MRSA 常显示多重耐药，但对万古霉素仍然敏感，但在 2002 年美国发现了第一例对万古霉素耐药的金黄色葡萄球菌（VRSA）。

在治疗上，糖肽类抗生素一直是治疗 MRSA 感染的首选药物，但研究发现 MRSA 肺炎应用万古霉素标准计量（1g，1 次 /12 小时）的临床失败率高达 40%，其失败可能与剂量不足有关，因此，专家主张应达到 15 mg/L 或更高的血药浓度，但目前尚无研究证实。近年来对万古霉素、去甲氧万古霉素、替考拉宁等糖肽类抗生素耐药的 MRSA（GISA 或 GRSA）不断出现，对 MRSA 的治疗增加了难度，使得利奈唑胺等新一代抗生素得到了越来越多的应用。

耐甲氧西林凝固酶阴性葡萄球菌（MRCNS）。MRCNS 通常指表皮葡萄球菌和中间型葡萄球菌等。以前常将凝固酶测定作为细菌致病力的指标。如凝固酶阴性，通常认为是非致病菌。现在已有越来越多的证据表明 MRCNS 作为条件致病菌，在重症医院获得性肺炎中具有重要意义。由于该菌为人体皮肤正常菌群，是血培养中最常见的污染菌，其临床意义很难确定，因此，判断 MRCNS 是否为致病菌至关重要。应结合患者的具体情况来分析判断，如果连续 2 次或多次培养有 MRCNS，则污染的可能性较小。同时还应有临床感染的证据，如发热、血常规指标增高等。痰菌阳性应有胸部 X 线的相应表现才能诊断肺炎。血培养阳性，也应有危险因素，并满足医院血行感染的诊断标准。治疗首选万古霉素或去甲万古霉素。

耐万古霉素肠球菌（VRE）。肠球菌是人类的正常定植菌，属于链球菌科，主要有粪肠球菌和屎肠球菌，前者约占90%，后者占5%～10%。既往认为肠球菌是对人类无害的共栖菌，但近年来研究证实肠球菌是重要的社区及医院获得性感染的致病菌。肠球菌对大多数常用的抗生素呈固有耐药，对青霉素类有中度或低度敏感，对糖肽类抗生素如万古霉素、替考拉宁等敏感，由于近年来抗生素的不合理应用，导致肠球菌耐药菌株增加。1988年英国首先报道发现耐万古霉素的肠球菌（VRE）。此后，世界各地都报道分离到了VRE，屎肠球菌对万古霉素的耐药程度高于粪肠球菌。

多重耐药的肠杆菌科细菌。产超广谱 β 内酰胺酶（ESBL）的肠杆菌科细菌：肠杆菌科细菌产生 ESBL，是1983年发现的，由质粒介导，可水解所有三代头孢菌素和氨曲南，可被克拉维酸、舒巴坦及三唑巴坦抑制，最常见于肺炎克雷伯菌和大肠杆菌中，也可见于变形杆菌属及肠杆菌属细菌。ESBL 还与多重耐药有关，对大多数抗生素如喹诺酮类、氨基糖苷类等也可耐药。产染色体介导 I 型 β 内酰胺酶（AmpC）的肠杆菌科细菌：AmpC 主要由阴沟肠杆菌产生，AmpC 酶不被克拉维酸、舒巴坦及三唑巴坦抑制，因此产 AmpC 酶的细菌不但对所有三代头孢菌素耐药，对 β 内酰胺类 / β 内酰胺酶抑制剂及头霉素类也耐药，并且常对氨基糖苷类和喹诺酮类耐药，仅对亚胺培南、美罗培南及第四代头孢菌素敏感。产超级广谱 β 内酰胺酶（SSBL）的肠杆菌科细菌：是指产 ESBL 同时携带有质粒介导的 AmpC 酶的细菌。其耐药情况非常严重，对目前几乎所有的抗生素均耐药，仅对碳青霉烯类如亚胺培南、美罗培南敏感。

多重耐药的非发酵菌。铜绿假单胞菌：在 20 世纪 90 年代之前，研究表明铜绿假单胞菌对头孢他啶和亚胺培南的耐药性没有明显变化，约占 10%。但是自 90 年代中期以后，铜绿假单胞菌对包括亚胺培南在内的所有抗生素的耐药率均有上升。不动杆菌属：近年来不动杆菌属（鲍曼不动杆菌、洛菲不动杆菌）在院内肺部感染的发生率越来越高，其耐药情况也非常严重。研究表明，近年来对不动杆菌属抗菌活性保持稳定的药物主要是亚胺培南、美罗培南等碳青霉烯类抗生素。嗜麦芽窄食单胞菌：是一种在自然环境中广泛存在的非发酵菌。可从住院患者呼吸道及伤口中分离到。近年来，该菌分离率逐渐增高，成为医院感染的主要致病菌之一。主要发生在免疫受损、肿瘤患者及移植患者中，绝大多数存在各种基础疾病，以慢性阻塞性肺疾病合并呼吸衰竭最常见。该菌对多种抗生素天然耐药，可水解碳青霉烯酶，对亚胺培南天然耐药。另外，感染嗜麦芽窄食单胞菌的患者一般为危重患者，因此在治疗上非常困难。

综上所述，随着抗生素及免疫抑制剂以及重症监护医学的发展，近年来重症细菌性肺炎的病原学也发生了很大的改变，并且多重耐药菌的感染日益增多，在治疗重症肺炎时应结合临床感染情况合理使用抗生素，有效控制耐药菌的产生，避免耐药菌株的传播。

参考文献

1.De Pascale G, Bello GT, umbarello M, et al. Severe pneumonia inintensive care cause diagnosis treatment and management a reviewof the literature. Curr Opin Pulm Med, 2012, 18 (3): 213-221.

2.Gattarello S, Borgatta B, SoleViolan J, et al. Decrease in mortality in severe community-acquired pneumococcal pneumonia : impact of improving antibiotic strategies (2000-2013). Chest, 2014, 146 (1): 22-31.

3.Khawaja A, Zubairi AB, Durrani FK, et al. Etiology and outcome of severe community acquired pneumonia in immunocompetent adults. BMC Infect Dis, 2013, 13 (1): 94-98

4.Ewig S, Hecker H, Suttorp N, et al. Moxifloxacin monotherapy versus ss-lactam mono-or combination therapy in hospitalized patients with community-acquired pneumonia. J Infect, 2011, 2 (3): 218-225.

5.GraysonM L. The treatment triangle for staphylococcal infections. N Engl J Med, 2006, 355 (7): 724-727.

6.Griffin BR, Hamilton L A. Progression of a recurrent community acquired methicillin-resistant Staphylococcus aureus (MRSA) infection. Lab Medicine, 2010, 41 (6): 329-333.

7.Magnason S, Kristinsson KG, Stofansson T, et al. Risk factorsand outcome in ICU acquired infection. Acta Anaesthesiol Scand, 2008, 52 (9): 1238-1245.

8. M.Patricia Jevons, M.D. Lond., Dip.Bact. Methicillin resistance

in staphylococci. Lancet, 1963, 27；1 (7287)：904-907.

9.Moran GJ, Amii RN, Abrahamian FM, et al. Methicillin-resistant Staphylococcus aureus in community acquired infections. Emerg Infect Dis, 2005, 11 (6)：928-930.

10.Moet G J, Jones R N, Biedenbach D J, et al. Contemporary Pauses oi skin and soft tissue infections in North America, Latin America, and Europe：report from the SENTRY Antimicrobial Surveillance Program (1998-2004). Diagn Mcrobiol Infect Dis, 2007, 57 (1)：7-13.

11.Moran G J, Krishnadasan A, Gorwitz R J, et al. Methicillinresistant S.aureus infections among patients in the Emergency department. N Engl J Med, 2006, 355 (7)：666-674.

12.Apisarnthanarak A, Pinitchai U, Thongphubeth K, et al. A multifacted intervention to reduce pandrug-resistant Acinetobacter baumannii colonizition and infection in 3 intensive care units in a Thaitertiary care center：a 3-year study. Clin Infect Dis, 2008, 47 (6)：760-767.

免疫抑制患者肺部重症感染的诊治是目前临床要面对的一大挑战

　　随着肿瘤化疗放疗技术的进步及患者的生存期的延长、器官移植的发展、HIV 感染和艾滋病（AIDS）的增多，细胞毒药物、免疫抑制剂和激素的广泛使用，免疫抑制患者明显增加。而肺是许多病原经呼吸道侵入人体的门户，所以是免疫抑制患者最常见的感染靶器官。免疫抑制患者合并的肺部浸润，感染原因约占70%，其余为非感染性原因。非感染性原因常见有肿瘤细胞的肺部浸润、放射性肺炎、肺栓塞、肺水肿、肺泡出血症、白细胞输液凝集反应和药物引起的肺炎等。免疫抑制患者肺感染诊断和治疗常极为困难，有极高的病死率，是目前临床诊治的一大挑战。

17. 免疫抑制

免疫抑制分为非特异性免疫功能抑制、细胞免疫抑制、体液免疫抑制和联合性免疫抑制。

正常机体具有物理和化学屏障，非特异性免疫和特异性免疫功能，防御各种病原体入侵机体和感染。任何原因影响和损失上述免疫功能，均可以导致机体免疫抑制。免疫抑制按其抑制功能可分为非特异性免疫功能抑制、细胞免疫抑制、体液免疫抑制和联合性免疫抑制。

（1）非特异性免疫功能抑制。非特异性免疫抑制包括皮肤黏膜的完整性受损、中性粒细胞减少或缺乏或功能障碍。皮肤黏膜的完整性受损如烧伤、创伤、各种导管的放置、心脏瓣膜置换术等可引起皮肤黏膜的损失，破坏其黏膜防御功能，有利于病原体入侵。常见感染为医院内耐药菌，如铜绿假单胞菌、大肠埃希菌、肠杆菌属；管道邻近部位的寄殖菌，如凝固酶阴性葡萄球菌、金黄色葡萄球菌等的感染。

血液系统的恶性肿瘤（包括白血病和淋巴瘤）和肿瘤化疗是引起中性粒细胞减少的主要原因。药物引起的粒细胞减少也比较常见。HIV 感染通常引起细胞免疫抑制，但在疾病的晚期阶段也会引起中性粒细胞减少。糖皮质激素的使用会使中性粒细胞的吞噬能力和杀菌活性受到影响，所以有时即使患者中性粒细胞计数正常但仍存在中性粒细胞功能障碍。类似的中性粒细胞功能障碍也存在于糖尿病、尿毒症和恶性肿瘤患者中。中性粒细胞减少、缺乏或功能障碍患者肺部感染的常见致病微生物主要是真菌和细菌，常见的真菌有曲霉菌、念珠菌，常见的细菌有铜绿假单胞菌、金黄色葡萄球菌、肺炎克雷伯菌等。

（2）细胞免疫抑制。细胞免疫是体内致敏 T 淋巴细胞释放多种淋巴因子，杀灭或清除异物的功能。HIV 感染是引起细胞免疫抑制的典型疾病。除 HIV 感染外，在临床实践中遇到的细菌免疫抑制常与抗肿瘤药物、糖皮质激素和生物制剂的使用有关。糖尿病、肾衰竭、器官移植、淋巴瘤等也是引起细胞免疫抑制的重要疾病。细胞免疫主要作用于细胞内的病原微生物，故它的抑制容易受寄居于细胞内的细菌，如李斯特菌、布鲁菌、军团菌、结核杆菌、鸟分枝杆菌等；真菌，如念珠菌、曲霉菌、新型隐球菌、组织胞质菌、球孢子菌等；病毒，如巨细胞病毒、带状疱疹病毒、单纯疱疹病毒等；寄生虫，如卡氏肺孢子菌、弓浆虫、粪类圆线虫等所感染。

（3）体液免疫抑制。体液免疫是指血清中的免疫球蛋白抑制细菌对宿主的黏附、促进吞噬作用、激活补体系统产生溶菌、中和毒素等作用。体液免疫抑制通常见于血液系统的恶性肿瘤（如骨髓瘤、急性淋巴细胞白血病）、脾切除术后和抗 CD20 单抗使用的日益增多等，在临床实践中，体液免疫抑制常与其他免疫抑制状态合并存在。例如 HIV 感染通常引起细胞免疫抑制，但在疾病后期抗体的产生也会受到影响进而出现体液免疫抑制。体液免疫抑制易引起有荚膜的细菌感染，如肺炎链球菌、流感嗜血杆菌、肺炎克雷伯菌等。

（4）联合性免疫抑制。部分患者兼有上述两种或以上免疫抑制，可以出现上述各种感染。

18. 免疫抑制患者肺感染常表现出一些与正常人肺部感染不同的临床特征

免疫抑制患者因免疫炎症反应机制的抑制，改变了肺炎的临床和 X 线特征，而激素或其他免疫抑制剂亦可明显干扰或掩盖患者的临床表现。因此，免疫抑制患者肺部感染常表现出一些与正常人肺部感染不同的临床特征：①起病缓急差异极大，可以比较隐匿，也可突发起病，呈暴发经过，很快发展至极期或发生呼吸衰竭。②临床表现不典型，并且与基础疾病重叠，相互掩盖，易被忽略。发热为最常见症状，咳嗽不常见，多为干咳、寒战、胸痛少见，部分患者出现"症状与体征分离"，即患者出现气急等严重临床症状，而肺部无异常体征发现。因此，根据临床表现难以早期诊断。③不同的免疫抑制患者，免疫抑制程度不同，感染的病菌和程度有差异。如器官移植患者移植后第一个月同一般外科手术患者一样易发生院内细菌感染和念珠菌感染；移植后 2～6 个月，机体免疫功能明显抑制，巨细胞病毒、结核、卡氏肺孢子菌、李斯特菌曲霉菌等机会性感染明显增加；移植半年后因免疫抑制剂量减少，感染多是一般的社区感染病原体；而 AIDS 患者感染与 CD4$^+$ 细胞计数密切相关，随着 CD4$^+$ 细胞计数下降，各种机会性感染增加；恶性肿瘤化疗患者的感染也与中性粒细胞计数相关。④混合性感染相对较常见，约占 10%，可以易混合性细菌感染，也可以是细菌与其他特殊病原体的混合感染；可以是肺内混合性感染，也可以是肺部和其他部位的混合感染。⑤一些机会性感染微生物常对正常人不致病或很少致病，但可引起免疫抑制患者的感染，这些感染往往缺乏可靠的检测方法，不易明确诊断。⑥免疫抑制患者肺炎的 X 线片上常以小片肺浸润为主，58% 为多叶病变，大叶实变仅占 18% 或更低。粒细胞缺乏（中性粒细胞 < 0.5×10^9/L）患者并发肺炎时 X 线片上炎症病变可以极其轻微，肺不张可以是肺部感染的惟一线索，而随着粒细胞数量的回升，肺部炎症征象反而增加。⑦病情常进展迅速，易全身播散，预后差。

19. 免疫抑制患者常见的肺部感染

免疫抑制患者常见的肺部感染包括巨细胞病毒性肺炎、军团菌肺炎（LP）、卡氏肺孢子菌肺炎（PCP）、真菌肺炎。

（1）巨细胞病毒性肺炎（CMP）。巨细胞病毒（CMV）是疱疹病毒科 β 属的 DNA 病毒。人是巨细胞病毒的惟一宿主，人群中巨细胞病毒感染率很高，人群血清巨细胞病毒抗体检出率很高，健康人群巨细胞病毒感染多为隐性感染或症状轻微的感染，但当患者免疫系统功能抑制，尤其是细胞免疫受到影响时，潜伏病毒易被激活从而致病。CMP 是免疫抑制宿主中最常见和最具致死性的病毒性肺炎。器官移植患者术后 2～6 个月，尤其是术后前 3 个月，CMV 感染率和病死率均较高；CMV 感染是 AIDS 患者最常见的疱疹病毒感染，可累及眼睛、肺、肠道等多个组织器官；恶性肿瘤接受化疗者，CMV 感染和发病的危险性也较高；免疫功能未发育成熟的胎儿也是 CMV 感染的高发人群。

CMP 主要表现为发热、咳嗽、呼吸困难、活动力下降、缺氧和呼吸衰竭；肺部听诊多无体征，少部分患者可出现啰音，多没有肺实变证据。早期胸片可无明显异常或仅表现为双肺纹理增粗；随病变进展，X 线可表现为起源于双肺中下肺野沿肺纹理分布的散在、多发、弥漫、大小不一的点片状阴影逐渐扩展至全肺,病灶边缘模糊,整个肺野透光度下降,呈磨砂玻璃样改变;若治疗不当,部分病灶可融合成边界不清的大片实变影。临床上这些表现常交叉并存。磨砂玻璃样改变也是CMP最常见的CT表现,60%以上可出现多发性微小结节,> 50%发生气腔样实变,上述各种CT表现多合并存在。CMP病原及特异性抗原抗体检测包括:呼吸道分泌物、唾液、肺活检标本等分离出CMV;CMV PCR检测;抗CMV-IgM阳性或抗CMV-IgG呈4倍以上增高有助于CMV的诊断。

在CMP的治疗上,常用核苷类药物,如更昔洛韦、膦甲酸钠等。更昔洛韦是第一个有效的抗CMV感染的药物,常用于治疗CMP、视网膜炎等;膦甲酸钠可抑制CMV DNA聚合酶,在治疗CMV感染时效果和更昔洛韦相当,且可与更昔洛韦联合用药;现正在研制疗效更高,不良反应更小的新药,如洛布卡韦等。此外也在开展巨细胞病毒的免疫治疗,如疫苗的开发使用等。

(2)军团菌肺炎(LP)。军团菌为需氧革兰阴性杆菌,是一种人类单核细胞和巨噬细胞的兼性细胞内寄生菌,对生长条件有特殊要求,在普通培养基上不

能生长，培养和分离困难，又有苛养菌之称。军团菌
有 42 种、64 个血清型，嗜肺军团菌肺炎是引起军团菌
肺炎最重要的一种，以血清型（LP1）最常见，LP6 次
之，国内已定型者 LP1、LP3、LP5、LP6、LP9、Lm
等。军团菌存在于水和土壤中，可经供水系统、空调或
雾化吸入等引起呼吸道感染。年老体弱以及有慢性心、
肺、肾病、糖尿病、血液病、恶性肿瘤、AIDS 或接受
抑制剂患者易发本病，病死率高达 45%。

本病可流行或散发，起病缓慢，潜伏期 2 ～ 10 天，
发病初期患者有全身不适感、肌痛、胸痛、干咳、痰
液含血丝，高热、呼吸困难，部分呈精神错乱、定向
力障碍、昏迷，消化道症状为腹痛、呕吐和水泻或黏
液便、无脓血。重症 LP 患者常可导致呼吸困难，10%
的重症肺炎并发 ARDS，其他并发症还有急性肾衰竭、
休克、DIC。体征：患者呈急性面容，呼吸急促，发
绀，肺部有啰音及哮鸣音，心率相对缓慢，有积液时
表现为积液体征。肺部 X 线表现形态多样性，缺乏特
异性，可为单侧或双侧肺泡浸润阴影，继而肺实变，
多数见于下叶。少数可出现空洞或肺脓肿，胸腔积液
相对较多。肺部阴影吸收较一般肺炎慢，2 周开始吸

收，1～2个月消散，在特异性治疗后X线表现常继续进展是其特点之一。肺组织、支气管灌洗液、血液、痰、胸腔积液、胸腔引流物在活性炭酵母菌浸液琼脂培养基（BCYE）培养有军团菌生长可确诊，但阳性率较低。单克隆抗体的荧光试剂做直接免疫荧光法检测，快速，特异性强，背景荧光低，但较昂贵。常用的军团菌血清抗体检测方法有间接免疫荧光法（IFA）、酶联免疫法（ELISA）、间接血凝试验（IHA）等，IFA是最早应用于军团菌血清抗体的检测方法，与ELISA法敏感性和特异度相似，二者相比，ELISA法因其快速、方便、自动分析结果客观准确，多被临床采用。但军团菌抗体产生较晚，约在发病后2周开始上升，1个月左右达高峰，有助于回顾性诊断或隐性感染诊断；军团菌尿抗原检测对早期诊断有用，较好的为ELISA方法；目前研究最多的是PCR技术，Real-time PCR应用比较广泛，目前常用的PCR检测引物有军团菌属的特异性引物16SrRNA和5SrRNA基因及嗜肺军团菌特异性的mip基因和染色体引物LEG。

军团菌肺炎治疗，应选择可穿透细胞膜的抗生素，如红霉素、利福平等，病情危重患者可行莫西沙星、左氧氟沙星等新喹诺酮类抗生素，必要时可与阿奇霉素联用。有文献推荐由于新大环内酯类和氟喹诺酮类药物细胞穿透力更强，细胞内药物浓度更高，且最低抑制浓度低，使用左氧氟沙星或阿奇霉素作为治疗军团菌肺炎的首选药物。对于严重的军团菌患者可联用利福平，可能导致黄疸可逆的高胆红素血症，所以利福平的疗程一般小于 5 天。一些研究证明，利福平联合左氧氟沙星或克拉霉素并不能增加疗效。

(3)卡氏肺孢子菌肺炎（PCP）。卡氏肺孢子菌（PC）为单细胞生物兼有原虫及真菌的特征，组织培养可见其生活周期有包囊和包囊外形（及滋养体型）两型，包囊银染呈棕黑色，甲苯胺蓝染呈紫蓝色，滋养体则不能着色。PCP 在正常人群中感染率一般认为为 1% ～ 10%，但很少致病。常见于严重免疫抑制患者，如器官移植、AIDS、恶性肿瘤、白血病患者，结缔组织疾病患者也是高危人群，PCP 是最常见的 AIDS 合并感染。

PCP 多亚急性起病，呼吸困难逐渐加重，伴有发热、干咳、胸闷，症状逐渐加重，严重者发生呼吸窘迫，咳嗽、发热及呼吸困难称为 PCP"三联征"，肺部阳性体征少，或可闻及少量的干湿啰音，体征与疾病症状的严重程度往往不成比例。胸部 X 线检查可见双肺从肺门开始弥漫性网状结节样间质浸润，双肺弥漫性斑片状磨玻璃样影；肺部 CT 显示双肺毛玻璃状改变，马赛克样影，斑片状磨玻璃样影及网络状影相间存在，常累及双肺呈弥漫性及对称性分布，肺尖及肺底少有病变累及血气分析示低氧血症；血乳酸脱氢酶常 > 0.5mg/L ；实验室尚不能对 PC 进行培养，主要通过涂片银染色镜检；确诊依靠病原学检查如痰液，或支气管肺泡灌洗 / 肺组织活检等发现肺孢子菌的包囊和滋养体。

PCP 首选复方磺胺甲恶唑（SMZ-TMP）治疗，轻 - 中度患者口服，疗程 21 天，必要时可延长疗程；重症患者给予静脉用药。替代治疗：克林霉素联合应用伯氨喹，氨苯砜联合应用甲氧苄啶，或用喷他脒。中重度患者早期（72 小时内）应开始激素治疗，逐渐减量口服至 21 天疗程结束。

（4）真菌肺炎。真菌感染也是严重免疫功能低下者常发生的感染，常见的真菌为隐球菌、曲霉菌、念珠菌、毛霉菌。AIDS 患者、淋巴瘤患者等可发生肺隐球菌病。AIDS 患者、器官移植患者、中性粒细胞长期缺乏患者易发生肺曲霉菌感染。肺部念珠菌感染为一罕见的感染疾病，主要发生于白细胞减少的患者，如进行化疗的白血病患者。毛霉菌也是一种相对罕见的真菌感染，最常发生于严重糖尿病或白血病患者。

真菌性肺炎常见表现为发热，干咳或黏稠胶冻状痰，不易咳出，可抽出长丝，也可有血色或咖啡色痰，咽喉疼痛，胸骨后烧灼样疼痛，不能吞咽食物甚至流口水、胸痛、喘息、呼吸浅快和困难，听诊可闻及干湿啰音，肺曲霉菌咯血常见，占 50% ~ 80%，可因大咯血而死，有时表现为哮喘样发作。真菌性肺炎影像学表现无特异性，常表现为以下 6 种类型：①肺纹理增粗、紊乱、模糊，可伴有斑点状、小斑片状影。②大小不等的局限性小片状影。③边缘不清的、互相融合的大片状模糊影或棉团状密度增高影。④空洞形成。⑤圆形结节状或块状影。⑥胸腔积液。隐球菌、曲霉及毛霉菌肺部感染均可出现"月晕征"，曲霉菌可出现"新月征"，球体随宿主体位改变而移动，是曲霉球的特征，肺念珠菌常呈现为弥漫性微结节样损害，无"月晕征"。直接镜检痰液、支气管肺泡灌洗液可发现真菌成分是否存在；真菌培养耗时长，敏感性低；半乳甘露聚糖（GM）检测和 1, 3-β-D- 葡聚糖（BDG）检测无创快速，但存在假阴性和假阳性，需结合临床综合判断；墨汁染色、乳胶凝集法隐球菌抗原检测常用于隐球菌肺炎的诊断；病理学方法诊断意义较大，免疫组化特异抗体染色可对临床常见条件致病菌做出特异性诊断，但仍不尽人意，尤其是对曲霉菌。⑦分子生物学方法PCR与传统方法比较，敏感性高、特异度强、快捷、方便、重复性好，但极微量的污染可能导致假阳性。

两性霉素B抗菌谱广，对酵母菌、隐球菌和霉菌都有良好的抑制作用，但有明显的毒性反应。两性霉素B脂质体及其复合物不良反应大大降低。氟康唑是治疗白色念珠菌的首选药物，但对光滑念珠菌效果较差，对克柔念珠菌天然耐药，对曲霉菌无效。伊曲康唑对非白色念珠菌和曲霉菌有广谱抗菌活性，但口服吸收差，国外已开发了口服溶液剂和静脉注射剂，改善其溶解性。伏立康唑为广谱抗真菌药，毒性较小，耐受性好，临床应用较广泛。泊沙康唑能较好地透过血-脑脊液屏障，具有广谱抗真菌活性，对曲霉菌、毛霉菌、念珠菌、隐球菌等多种真菌具有较好活性，耐药性比其他三唑类要少。卡泊芬净具有广谱抗真菌活性，毒性作用小，在细胞膜外发挥作用。氟胞嘧啶很少单独应用，主要与其他药物合用治疗深部真菌感染，对隐球菌、念珠菌有较高的抗菌活性。

20. 免疫抑制患者肺感染预防是关键

（1）患者周围环境的消毒隔离，减少免疫抑制患者接触外源性病原体的机会。尤其是中性粒细胞严重减少者应给予隔离措施，所有患者用水、饮食、医疗器械等皆须经过消毒，患者的病房也可采用空气层流。

（2）各种介入性操作应严格掌握指征，尽量减少损伤，操作前数小时和操作后 1 ～ 2 天给予适当的抗生素。

（3）合理使用预防性抗生素。针对免疫抑制患者在病程的某一阶段发生感染的常见病原微生物可以适当选用有效药物进行预防。

（4）改善机体的防御功能，如接种流感、肺炎球菌疫苗，输入中性粒细胞、免疫球蛋白、转移因子的应用等。

综上所述，我们认为随着免疫抑制患者逐渐增多，发生肺部重症感染的患者也在明显增加，而免疫抑制患者肺感染诊断和治疗常极为困难，且有极高的病死率，需要我们在熟练掌握现有诊疗技术的同时，不断进行探索研究。

参考文献

1. 瞿介明. 我国免疫抑制患者肺部感染诊治困惑及其剖析. 中国实用内科杂志，2009，29：685-686.

2.Betts RF，Chapman SW，Penn RL，et al. Reese and Beets'：a Praxtiol approach to infetious disease. 5th ed. Philadelphia：Lippincott Williams & Wilkins，2003，30：5-6.

3. 周海霞，冯玉麟. 免疫抑制患者的肺部感染. 中国呼吸与危重监护杂志，2014，13（4）：423-426.

4.Yang G，Bemon R，Pelish T，et al. Dual detection of Legionella pneumophila and Leginella Speciesby real time PCR targeting the 23S.5S rRNA gene spacer region. Clin Microbiol Infect，2010，16（3）：255-261.

5. 中华医学会感染病学分会艾滋病学组. 艾滋病诊疗指南第三版（2015 版）. 中华临床感染病杂志，2015，8（5）：385-401.

6. 王宇明. 感染病学. 2 版. 北京：人民卫生出版社，2010：353-364.

7.Aperis G，Alivanis P.Posaconazole：a new antifungal weapon. Recent on Recent Clinical Trial，2011，6（3）：204-219.

8. 李念夷，王小钦. 泊沙康唑预防和治疗侵袭性真菌感染的进展. 中国新药杂志，2014，23（23）：2739-2757.

9. 解卫平，俞婉珍.成人军团菌肺炎 30 例临床分析.南京医科大学学报，2010，18（2）：105-106.

10. 牛莉娅，葛向华，李保胜.军团菌病的研究进展.贵阳中医学院学报，2013，35（6）：290-295.

11. 禹海燕，董宇超.1 例军团菌肺炎的诊治体会并文献复习.临床肺科杂志，2015，20（5）：958-960.

12. Griffin AT，Peyrani P，Wiemken T，et al. Macrolides versus quinolones in Legionella pneumonia: results from the Community-Acquired Pneumonia Organization international study. Int J Tubere Lung Dis，2010，14（4）：495-499.

间质性肺疾病与呼吸衰竭

间质性肺疾病（interstitial lung disease，ILD）是指肺间质损伤而产生的一类疾病。这是一组异原性疾病，病变涉及肺泡壁和肺泡周围组织。按病因可分为两类：一类为已知原因，另一类为未知原因，后者亦被称为特发性间质性肺炎（idiopathic interstitial pneumonias，IIP），以弥漫性肺泡炎和肺泡结构紊乱最终导致肺纤维化为特征。其病因和发病机制不清，目前大多缺乏有效治疗，对人类的危害与日俱增。

21. IIP2013 新分类

2013 年美国胸科学会（ATS）和欧洲呼吸学会（ERS）发表了根据 2002 年特发性间质性肺炎（IIP）的 ATS/ERS 分类的修订意见（IIP 新分类）。新分类集中了临床、影像和病理学等学科专家的意见和智慧，将 IIP 分为主要类型、罕见类型和不能分类三种类型（表 1）。根据发病的急缓以及可能的相关发病因素，又将主要类型分为慢性纤维化的间质性肺炎（interstitial pneumonia，IP）、吸烟相关的 IP、急性和亚急性 IP 三种类型（表 2）。

表 1 ATS/ERS（2013）特发性间质性肺炎（IIP）多学科分类

主要的 IIP
特发性肺纤维化（IPF）
特发性非特异性间质性肺炎（INSIP）
呼吸性细支气管炎伴间质性肺病（RB-ILD）
脱屑性间质性肺炎（DIP）
隐源性机化性肺炎（COP）
急性间质性肺炎（AIP）
罕见的 IIP
特发性淋巴细胞性间质性肺炎（ILIP）
特发性胸膜肺实质弹力纤维增生（IPPF）
不能分类的 IIP

表2　主要特发性间质性肺炎类型

类型	临床 - 影像 - 病理诊断	相关的影像和病理组织类型
慢性纤维化的 IP	特发性肺纤维化（IPF）	普通型间质性肺炎（UIP）
	特发性非特异性间质性肺炎（INSIP）	非特异性间质性肺炎（NSIP）
吸烟相关的 IP	呼吸性细支气管炎伴间质性肺病（RB-ILD）	呼吸性细支气管炎（RB）
	脱屑性间质性肺炎（DIP）	脱屑性间质性肺炎（DIP）
急性和亚急性 IP	隐源性机化性肺炎（COP）	机化性肺炎（OP）
	急性间质性肺炎（AIP）	弥漫性肺泡损伤（DAD）

上述分类中，以特发性肺纤维化（IPF）和急性间质性肺炎（AIP）病死率最高，可分别达68%和62%，死亡原因多为肺部疾病恶化导致的呼吸衰竭。AIP是罕见的暴发性肺损伤，常发生于原先体健者，具有特发性ARDS的临床表现和经病理证实的机化性弥漫性肺泡损伤（diffuse alveolar damage，DAD），病情危重，进展迅速，多数死于6个月内。相比而言，IPF是一种以异常的细胞外基质沉积导致广泛的肺部重塑为特征的慢性进展性疾病。可能有多种自然病程，对于每个特定的患者，在诊断IPF时难以估测其自然病程，绝大多数患者的病情在数年间缓慢进展，某些患者病情可长期稳定，而某些患者则迅速恶化，还有部分患者可表

现为多次急性加重过程。因此，早期识别 IPF、IPF 的急性加重及 AIP 显得尤为重要。

22.IPF 及 AIP 的识别与评估

（1）危险因素。吸烟：吸烟与 IPF 紧密相关，尤其是吸烟量 > 20 包年时；这种关联现象在家族性 IPF 和散发性 IPF 中均存在。

环境暴露：研究结果显示，某些环境暴露因素与 IPF 患病风险增高相关，如金属粉尘（黄铜、铅及钢铁）和木质粉尘（松木）。从事农耕、鸟类饲养、理发、石材切割／抛光等职业以及暴露于牲畜和蔬菜粉尘／动物粉尘等也与 IPF 的发病相关。最近一项研究应用 CoX 比例风险模型估计空气污染暴露和 IPF 急性加重的相关性，结果提示 6 周内空气中臭氧和二氧化氮水平增高可能使 IPF 急性加重发生的风险增加。

病原微生物：一些研究结果显示，慢性病毒感染可能是 IPF 的病因之一，尤其是 EB 病毒和丙型肝炎病毒。包括病毒在内的多种病原体与 IPF 的相关性受多种混杂因素的影响，如 IPF 患者在接受免疫抑制治疗后容易合并这些病原体的感染，EB 病毒在普通人群中的患病率也很高。所以，目前虽然有很多相关研究，但微生物在IPF发病中的作用尚不肯定。

胃食管反流：一些研究结果显示，胃食管反流（GER）可增加误吸的发生，是导致IPF发病的危险因素之一。IPF患者常合并GER，但大多数患者GER的临床症状并不明显。GER在普通人群及其他原因所致的晚期肺疾病中也很常见。目前尚不明确IPF患者的肺顺应性降低导致的胸内压力改变是否会反过来导致GER的发生，因此GER与IPF之间的关系还有待进一步研究明确。

手术和有创操作：手术和有创操作包括外科肺活检、肺叶切除术、纤维支气管镜检查及支气管肺泡灌洗术等，这些可能均是IPF急性加重的危险因素。研究显示IPF合并肺癌患者的肺叶切除术后可发生IPF急性加重，病死率高达33.3% ～ 100%。

（2）临床表现。所有表现为原因不明的慢性劳力性呼吸困难，并且伴有咳嗽、双肺底爆裂音和杵状指的成年患者均应考虑IPF的可能性。其发病率随年龄增长而增加，典型症状一般在60 ～ 70岁出现，< 50岁的IPF患者罕见。男性明显多于女性，多数患者有

吸烟史。

AIP 可发生于任何年龄，性别上亦无差异。大部分患者既往体健。早期可有病毒感染或流感样上呼吸道症状，伴随有乏力、肌痛，随后出现急性呼吸困难和咳嗽，部分患者伴有发热，发热也可先于呼吸道症状。

（3）影像学。IPF 的影像学为 UIP 的特征。HRCT上 UIP 的特征为胸膜下和肺基底部的网格状阴影和蜂窝影，常伴有牵张性支气管扩张，尤其是蜂窝影对 IPF的诊断有很重要的意义。高分辨率 CT（HRCT）上的蜂窝影指成簇的囊泡样气腔，蜂窝壁边界清楚。囊泡直径在 3 ~ 10mm，偶尔可大至 25mm。磨玻璃影常见，但病变范围少于网格状影。如果 UIP 型合并胸膜病变，如胸膜斑块、胸膜钙化或大量的胸腔积液，则提示 UIP型病变可能由其他疾病所致。HRCT 上出现大量微结节、气体陷闭、非蜂窝样囊泡、大量磨玻璃样改变、肺实变或者病变以沿支气管血管束分布为主，应该考虑其他诊断（表 3，图 3）。部分患者可伴纵隔淋巴结轻度增大（短径通常 < 1.5cm）。

表 3　UIP 型的 HRCT 标准

UIP 型（所有 4 个特征）	可能 UIP 型（所有 3 个特征）	不符合 UIP 型（7 个特征任意 1 个）
病变主要位于胸膜下和肺基底部	病变主要位于胸膜下和肺基底部	病变主要分布于上、中肺
异常的网格影	异常的网格影	病变主要沿支气管血管束分布
蜂窝样改变，伴或不伴牵张性支气管扩张	无不符合 UIP 型的任何 1 条	广泛磨玻璃样影（范围超过网格影）
无不符合 UIP 型的任何 1 条		大量微结节（双侧，上肺分布为主）
		散在的囊泡影（多发，双侧，远离蜂窝肺区域）
		弥漫性马赛克征 / 气体陷闭（双侧，三叶或多肺叶受累）
		支气管肺段 / 肺叶实变

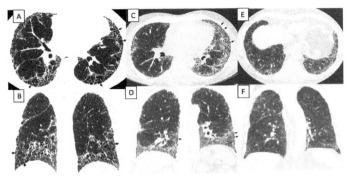

图 3A、图 3B：UIP 型，伴有广泛的蜂窝样变：轴向和冠向的 HRCT 显示基底部和外周为主的网状异常影伴多层蜂窝样变（箭头所示）；图 3C、图 3D：UIP 型，伴轻度蜂窝样变：轴向和冠向的 HRCT 显示基底部和外周为主的网状异常影伴胸膜下蜂窝样变（箭头所示）；图 3E、图 3F：可能 UIP 型：轴向和冠向的 HRCT 显示外周和基底部为主的网状异常影伴有中等量的磨玻璃异常影，而不伴有蜂窝样变

图 3　HRCT 显示的 UIP 型和可能的 UIP 型

　　AIP 影像学表现大致为：早期主要为双侧中下肺的外周散在分布的实变阴影及磨玻璃影；中期上述病变迅速由肺的外周向中轴蔓延，由中下肺向上扩展，且肺间质系统均有明显改变，肺间隔、小叶间隔及中轴间质增厚；晚期的间质纤维化呈急速发展并伴有进行性肺组织及肺结构的破坏，牵拉性支气管扩张和蜂窝状影是其最显著表现（图 4）。

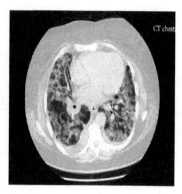

图4　1 例 AIP 患者的胸部 HRCT 显示广泛分布的磨玻璃影

(4)组织病理学。IPF 的组织病理学亦为 UIP 的特征。UIP 的组织病理学特征和主要诊断标准是在低倍镜下病变的不均一性，即瘢痕形成和蜂窝样改变的纤维化区域与病变轻微或正常的肺实质区域交替出现（表4）。病变主要位于胸膜下和间隔旁的肺实质，一般情况下炎症反应轻，表现为淋巴细胞和浆细胞在肺间质中的斑片状浸润伴Ⅱ型肺；肺泡上皮细胞和细支气管上皮细胞增生。纤维化区域主要由致密胶原组成伴上皮下散在的成纤维母细胞灶。蜂窝样改变区域由囊状纤维化气腔构成，这些气腔内衬细支气管上皮细胞，充满黏液和炎症细胞。纤维化和蜂窝样改变区域的间质内常有平滑肌上皮细胞化生（表4，彩图见彩插1）。

表4　UIP 型的组织病理学标准

UIP 型（所有 4 条标准）	很可能 UIP 型	可能 UIP 型（所有 3 条标准）	不符合 UIP 型（下列 6 条标准中任意一条）
存在显著的纤维化/结构扭曲变形，伴或不伴主要分布于胸膜下/间隔旁的蜂窝样改变	存在显著的纤维化/结构扭曲变形，伴或不伴蜂窝样病变	肺实质片状或弥漫性纤维化，伴或不伴肺间质炎症	透明膜 机化性肺炎▲★ 肉芽肿 远离蜂窝区有明显的间质炎症细胞浸润
肺实质内片状分布的纤维化	肺实质内片状分布的纤维化和成纤维母细胞灶两者中缺少任意 1 条	不存在其他符合 UIP 型的特征（见第 1 列）	病变沿气道为中心分布
存在成纤维母细胞灶	无任何不符合 UIP 型的特征（见第 4 列）	无任何不符合 UIP 型的特征（见第 4 列）	其他提示另一种诊断的特征
无任何不符合 UIP 型的特征（见第 4 列）	或仅存在蜂窝样改变*		

* 这种情况通常代表晚期纤维化性肺病，活检的肺标本均表现为蜂窝样变，但 UIP 型表现可能存在于其他未活检的部位，这样的区域通常对应于高分辨率 CT 上的蜂窝样病变区，可以在活检前行 HRCT 检查避开这些区域，以获取具有 UIP 特征的标本；

▲可能与 IPF 急性加重有关；

★孤立的或偶见的肉芽肿和（或）轻微的机化性肺炎与 UIP 极少共存于同一个肺活检标本。

AIP 组织学特点为 DAD。病理过程可分为 3 个时期：(1) 急性渗出期：肺泡上皮及基底膜损伤，炎细胞浸润，肺泡 II 型细胞增生，由脱落上皮和纤维蛋白构成的透明膜填充细胞腔；(2) 亚急性增生期：磨玻璃样改变有肺泡内及间质组织的机化而形成，肺泡腔内逐渐可见纤维母细胞成分，另可见肺泡间隔水肿和肺泡腔出血；（3）慢性纤维化期：多在发病 2 周以后，病理特点为肺泡间隔增厚，成纤维细胞增生，可见肺泡腔内纤维化和肺泡间隔纤维化，但较少有胶原沉着（彩图见彩插 2）。

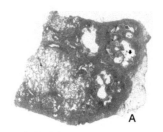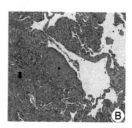

图 5 A：扫描功率显微镜显示了伴有蜂窝状空间的斑片过程（粗箭头），一些保留的肺组织区域（细箭头），和从胸膜下区扩展到肺的纤维化；

图 5 B：慢性纤维化的相邻区域（粗箭头）是一个成纤维细胞的病灶（星号），通过其凸起的形状和水肿成纤维细胞组织的构成可识别，提示近期的肺损伤

图 5　手术肺活检标本显示的 UIP 型

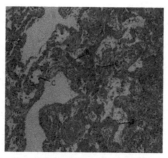

间质水肿和出血（A）；结缔组织增生造成的广泛的肺泡壁增厚，透明膜形成（B）；Ⅱ 型肺泡上皮细胞增生（C）

图 6　1 例 AIP 患者经电视辅助胸腔造口肺活检组织病理

（5）诊断。诊断 IPF 需要符合：①排除其他已知病因的 ILD（例如家庭和职业环境暴露、结缔组织疾病和药物）；②未行外科肺活检的患者，HRCT 呈现 UIP 型表现；③接受外科肺活检的患者，HRCT 和肺活检组织病理类型符合特定的组合。IPF 诊断准确性随多学科讨论而提高，在影像学类型和组织病理学类型不一致的病例中，多学科讨论尤为重要（如 HRCT 表现不符合 UIP 型但组织病理学符合 UIP 型表现）。

IPF 急性加重的诊断标准包括：1 个月内出现不能解释的呼吸困难加重；存在低氧血症的客观证据；影像学表现为新近出现的肺部浸润影；排除其他诊断（如感染、肺栓塞、气胸或心力衰竭）。IPF 急性加重的组织学表现为急性或机化性弥漫性肺泡损伤（diffuse alveolar damage，DAD），少数病例表现为远离纤维化区域的相对正常肺组织内的机化性肺炎。

AIP 尚无明确的诊断标准。诊断要点：①由于严重的低氧血症（在大部分病例中为急性呼吸衰竭）导致急性出现的呼吸系统症状；②影像学上的双肺浸润；③尽管进行了足够的临床检查，仍未发现明确的病因及诱因；④组织学表现符合 DAD。

（6）与预后相关的预测指标。人口学资料：部分研究结果表明，年龄越大的老年男性患者预后越差。吸烟与 IPF 患者死亡风险的关系不明确，部分研究认为吸烟增加 IPF 病死率，而部分则认为吸烟降低 IPF 病死率。地域、种族、文化、民族因素对预后的预测价值不明确。

呼吸困难：一些研究结果提示患者的基线呼吸困难程度与生活质量及生存率相关。临床上评价呼吸困难的指标有多种，包括医学研究委员会评分、基线呼吸困难指数、包含呼吸症状问卷的生活质量（QOL）评分、Borg 量表、加州圣地亚哥呼吸困难问卷和临床 - 影像 - 生理呼吸困难评分等，目前尚不明确何种指标最有预测价值。随时间改变的呼吸困难的变化则显示可预测生存率。

肺功能：基线肺功能值与 IPF 生存率之间的关系复杂，因某些合并症（如肺气肿、肺血管疾病和肥胖等）以及测量技术的差异会影响肺功能结果。现有的数据显示，基线 FVC 对生存率的预测价值不明确，基线 DLCO（经血红蛋白值校正）是比较好的生存预测指标：DLCO 低于阈值（约为预测值的 40%）的 IPF 患者死亡风险高。有限的研究结果提示基线肺总容积（TLC）和肺泡—动脉氧气分压差 [P $_{(A-a)}$ O$_2$] 也可能是生存率的预测指标，但其明确的界值尚未确定；此外，基线心肺运动试验（最大氧气摄取量）也可能是 IPF 患者生存的预测指标。

现已明确，肺功能指标的纵向变化是 IPF 病死率的重要预测指标。近 6 ～ 12 个月内 FVC 下降与生存率降低相关。最近的研究数据显示，FVC 下降 5% ～ 10% 可能是 IPF 患者死亡的预测指标。

HRCT 特征：纤维化和蜂窝样变与 FVC 和 DLCO 之间存在明确相关性。一些研究结果证实，HRCT 中的纤维化和蜂窝样变的程度是 IPF 患者生存率的预测指标。

复合评分系统：研究者利用肺功能和影像图像的参数建立了复合评分系统，以便更准确地预测 IPF 的预后相关信息。复合生理指数（CPI）采用 FEV1、FVC 和 DLCO 的测量值来预测 HRCT 上的病变程度。CPI 的预测效果优于 FEV1、FVC、DLCO、TLC、PaO$_2$ 等单项肺功能指标，也优于临床 - 影像 - 生理功能评分系统（CRP）或新 CRP 评分系统。然而，目前尚无前瞻性验证 CPI 评分的临床试验结果，其临床实用价值也不明确。

6 分钟步行试验（6MWT）：虽然 6MWT 在临床实践中已被广泛应用，但由于缺乏执行标准，它对 IPF 患者的预后预测价值有限。一些研究结果显示，6MWT 期间的低氧血症（即血氧饱和度＜88%）是 IPF 患者病死率增高的一个标志；步行距离较短和试验结束后心率恢复慢与死亡风险的增高相关。

组织病理学：同一个 IPF 患者的多个活检标本可能存在不同的组织病理学类型：接受多叶肺活检的患者中，12%～26% 同时存在 UIP 和 NSIP 型表现。研究结果显示，不一致 UIP 型（同时具有 UIP 和 NSIP 型表现）患者与一致性 UIP 型（所有肺活检标本均为 UIP 型表现）患者的预后是相似的。一些研究结果显示，成纤维母细胞灶数目的增多与死亡风险增高相关。

肺动脉高压：并存肺动脉高压 [定义为静息状态的平均肺动脉压＞25mmHg（1mmHg=0.133kPa）与 IPF 患者死亡风险增加相关，但另一项纳入 70 名 IPF 患者的研究结果显示，平均肺动脉压＞17mmHg 是病死率的最佳界值。超声心动图测得的肺动脉收缩压与右心导管的测量值相关性不好。另外，肺血管阻力的增加与生存率降低也存在相关性。但目前尚不明确合并肺动脉高压的 IPF 患者是否属于另一种临床表型（IPF-PH）。

肺气肿：最近的回顾性研究结果提示，合并肺气肿的 IPF 患者预后更差。IPF 患者合并肺气肿时应同时接受针对这两种疾病的治疗。有限的资料显示，合并肺气肿的 IPF 患者可能更需要长期氧疗，并可能更易出现明显的肺动脉高压。但尚不明确合并肺气肿的 IPF 患者是另一种具有不同预后的临床表型（肺纤维化合并肺气肿），还是肺气肿只是单纯的并存疾病。

血清学和 BALF 指标：仅有少量的回顾性研究评价了血清和 BALF 指标与 IPF 患者预后的关系，但大多数指标仅限于研究阶段，并未应用于临床。

合并症：IPF 可合并多种呼吸系统或非呼吸系统合并症，其中心血管疾病及肺癌最常见。往往预后更差，治疗困难。

（7）呼吸支持治疗。IPF 急性加重及 AIP 往往伴有严重的低氧血症，需要机械通气支持。虽然在严重低氧血症的状态下，气管插管有创通气是作为抢救生命的最后方法，但是在 IPF 急性加重患者中有创通气患者仍有极高的病死率，继发的呼吸机相关性肺炎通常无法控制，而且患者的肺对压力反应差，常需要很高的压力维持氧合，容易发生气胸。相比之下，无创通气能给患者带来的益处明显：使用持续无创正压通气方式能有效防止肺泡萎陷，减少肺泡渗出，维持肺泡开放，增加有效呼吸面积，改善肺内气体分布和交换，纠正通气／血流比失调。同时，无创通气能有效地降低呼吸功，减少呼吸肌疲劳，降低氧的消耗。近期研究发现，在早期 ALI/ARDS 患者中无创通气也有不错的效果。因此，只要患者能配合、能维持住血氧，尽量选择无创通气。

间质性肺疾病作为一大类可能导致呼吸衰竭的非感染性肺部疾病，尤其 IPF 及 AIP，尚无确切有效的治疗方法。关于其诊断、病情评估及治疗进展，仍有待更多的研究。

综上所述，间质性肺疾病作为一大类可能导致呼吸衰竭的非感染性肺部疾病，尤其 IPF 及 AIP，尚无确切有效的治疗方法。近些年，随着研究深入，关于其诊断、病情评估及治疗已有了明显的进展，但如何防止间质性肺疾病进展至呼吸衰竭，间质性肺疾病所致呼吸衰竭如何治疗等方面，仍有待更多的研究。

参考文献

1.Travis WD, Costabel U, Hansell DM, et al.An official American Tharacic Society/European Respiratory Society statement : Update of the international multidisciplinary classification of the interstitial pneumonias.Am J Respir Crit Care Med, 2013, 188（6）: 733-748.

2.Thomas J, Gross, Gary W, et al. Idiopathic pulmonary fibrosis. N Engl J Med, 2001, 345 : 517-525.

3.Johannson KA, Vittinghoff E, Lee K, et al.Acute exacerbation of idiopathic pulmonary fibrosis associated with air pollution exposure. Eur Respir J, 2014, 43（4）: 1124-1131.

4.Sakamoto K, Taniguchi H, Kondoh Y, et al.Acute exacerbation of IPF following diagnostic bronchoalveolar lavage procedures.Respir Med, 2012, 106（3）: 436-442.

5.Raghu G, Collard HR, Egan JJ, et al. An official ATS/ERS/ JRS/ALAT statement : idiopathic pulmonary fibrosis : evidence-based guidelines for diagnosis and management. Am J Respir Crit Care Med, 2011, 183（6）: 788-824.

6.Mukhopadhyay S, Parambil JG.Acute interstitial pneumonia （AIP）: relationship to hamman-rich syndrome, diffuse alveolar damage （DAD）, and acute respiratory distress syndrome （ARDS）. Se Respir Crit Care Med, 2012, 33（5）: 476-485.

7.Vancheri C, Cottin V, Kreuter M, et al. IPF, comorbidities and management implications.Sarcoidosis Vasc Diffuse Lung Dis, 2015, 32 (Suppl 1): 17-23.

8.Bhati H, Girdhar A, Usman F, et al.Approach to acute exacerbation of idiopathic pulmonary fibrosis. Ann Thorac Med, 2013, 8 (2): 71-77.

9.Gungor G, Talar D, Salturk C, et al.Why do patients with intersitial lung diseases fail in the ICU?A 2-center cohort study.Respir Care.2013, 58 (3): 525-531.

10. 刘业成.徐军.朱华栋, 等.间质性肺炎急性加重患者机械通气的死亡危险因素分析.中华急诊医学杂志, 2014, 23 (11): 1249-1252.

免疫抑制患者合并呼吸衰竭早期应用无创机械通气的重要性

近年来，随着人口老龄化、器官移植术的广泛开展及 AIDS 的蔓延，免疫抑制患者逐渐增多，机体免疫功能的下降使其合并感染的机会明显增高，尤其容易合并肺炎，特别是重症肺炎，导致急性呼吸衰竭发病率升高，机械通气支持成为主要手段。有创通气可出现严重的并发症如呼吸机相关性肺炎、气压伤以及咽喉部气道的物理性损伤，而且很多研究表明免疫抑制患者进行有创机械通气治疗的病死率高达 60% ～ 100%，气管插管和机械通气相关的各种并发症，如呼吸机相关性肺炎（VAP）、感染性休克等高发，导致高病死率。无创正压通气（NPPV）能够迅速纠正致命的血气异常及代谢紊乱，为病因治疗如抗感染争取时间，从而避免气管插管及相关并发症，无创通气已成为免疫抑制患者急性呼吸衰竭的首选治疗。

23. 免疫抑制患者发生感染时更易出现呼吸衰竭

免疫功能低下患者由于原发病及免疫受损程度的不同，呼吸衰竭发生的诱因及进展速度也各不相同。并发肺部感染是诱发呼吸衰竭最主要的原因，其他非感染因素包括药物、排异反应及败血症等诱发的 ARDS。对于免疫缺陷患者，感染和药物毒性可以导致原发的肺部浸润，相反，肺外因素导致的脓毒血症或者全身炎症反应综合征（SIRS）经常会由于毛细血管渗漏，毛细血管灌注失调，高的耗氧量及 CO_2 产生增加而引起继发性呼吸衰竭。而原发性呼吸衰竭是由于直接肺部渗出所致。SIRS 引起的急性呼吸衰竭的原因在于微循环障碍的毛细血管渗出、内皮功能失调以及由细胞因子、补体和凝血障碍引起的氧化应激反应，炎性细

胞迁移到肺组织中，肺的炎性渗出直接影响了肺泡气
体交换。严重的粒细胞缺乏症患者，当合并脓毒血症
时会同时累及呼吸系统，但并没有表现出肺部的渗出，
这是由于粒细胞本身缺乏，没有粒细胞的渗出，故粒
细胞缺乏的患者其肺泡气体交换障碍并不明显。而一些
免疫功能受损患者，如恶性血液病、AIDS、实质性器
官或骨髓移植术后等，此类疾病合并呼吸衰竭时，肺
病理改变以肺泡毛细血管膜通透性增高和肺水肿为主，
多数患者气道内分泌物不多或没有脓性分泌物，为
NPPV 治疗提供了相对有利的条件，一旦气管插管，容
易继发呼吸机相关性肺炎和气道损伤。

呼吸衰竭早期，除并发严重细菌感染外，痰量常
不多，呼吸频率增加可能是惟一的体征。早期血气改
变尚不显著，常规胸片及肺高分辨 CT 表现为肺纹理增
多、肺弥漫性间质性改变。随疾病的进展，血气分析表
现为以低氧血症为主的呼吸衰竭，但 CO_2 常不高。为
维持最好的氧合水平，呼吸频率加快，辅助呼吸肌用
力明显，加之患者常较衰弱，易发生呼吸肌疲劳而导
致肺泡通气量下降、CO_2 潴留。肺部病变进展进一步损
害氧合功能、加重低氧血症而减少呼吸肌的氧供使呼

吸肌疲劳加重。如此循环往复，如无通气支持，患者常死亡。无创通气治疗免疫功能低下患者呼吸衰竭的良好效果已经得到多个研究的证实。

24. NPPV 的新模式应用于临床增加人机协调性

近年来的研究发现 NPPV 可以显著降低低氧性呼吸衰竭患者的气管插管率及病死率，在慢性阻塞性肺疾病、心源性肺水肿、肺叶切除等合并呼吸衰竭中广泛应用并取得良好效果。在免疫抑制患者合并呼吸衰竭应用无创通气治疗也得到肯定，在很多相关研究中，大多数患者是白细胞减少的血液肿瘤患者，其预期存活率很低，气管插管增加其肺部感染的概率，增加病死率，多项研究均表明，接受有创通气的免疫抑制患者一旦发生 VAP，病死率则达 100%。免疫抑制患者合并急性呼吸衰竭应用无创通气可避免有创机械通气所致的呼吸机相关性肺炎。说明 NPPV 可作为一种早期的辅助通气手段应用于这类患者。一项随机前瞻性对照研究结果显示，尽管总病死率仍较高，但与有创通气相比，NPPV 可以减少气管插管率，降低病死率，缩短入住 ICU 时间。

　　无创通气的模式有很多种，既往主要有持续正压通气（continuous positive airway pressure，CPAP）和无创正压支持通气（noninvasive pressure support ventilation，NIPSV），但是现在有更多模式被应用，而且有些模式在未来可能会占据更重要的地位。这些模式包括：①成比例辅助通气（proportional assist ventilation，PAV）：这种模式是通过分析患者的肺弹性和阻力来设定一个吸气支持，给予一个与患者吸气努力成比例的辅助通气。目标容积或压力并不是预先设定的，这种模式可以更好地使人机同步，但是尚未在临床广泛应用。②高流量鼻套管（high-flow nasal cannula，HFNC）：这种模式与 CPAP 类似，通过输送含氧气体来满足或超过患者自然呼气的需求，对于成年人 ARDS 来说，气流量可能高至 35L，HFNC 与 NIPSV 的主要区别是 HFNC 可以维持一个固定的气流量，并根据患者呼吸模式产生可变的压力。这一模式可以抵消鼻咽部的生理无效腔，可减少上气道的阻力，而这一阻力可占到总气道阻力的 50%，同时 HFNC 能安全有效地应用于新生儿呼吸窘迫，儿童细支气管炎及轻中度 I 型呼吸衰竭。然而并没有权威的数据显示 NFNC 与 CPAP 的作用相似或优于后者，而且尚需进一步的随机试验来证实 HFNC 能否替代 CPAP。③神经调节辅助通气（neurally adjusted ventilatory assist，NAVA）：这种模式通常用于辅助插管患者脱机，也经常被作为无创通气的一种新模式应用。这个装置通过一个神经信号，采用膈肌电活动，去触发呼吸机，不仅能适应传送的压力，而且这个信号在流量和压力变化之前即可产生。而且当膈肌电活动结束时，这一压力仍然可以切换，神经调节辅助通气（NAVA）能够改善人机同步，并且因为可以减少过早或延迟切换而产生的无效功，而优于无创正压支持通气（NIPSV）。但这一模式还有非常严重的限制性：首先，需要插入一个食管导管；其次，住院患者的体位可能影响信号；再次，神经装置可能受到某些疾病或镇静的影响。④适应性压力控制通气（adaptive pressure control，APC）：包含一个自适应目标，可以调整吸气压从而给予一个最小的目标潮气量。呼吸机可以根据患者的自主吸气努力和潮气量提供越来越高的或越来越低的压力支持，根据呼吸机的不同，这一模式还有其他名称如自动流量（autoFlow）、双水平正压通气

（BiPAP）等，在紧急处置中，自适应压力控制通气被
用于成年人 COPD 和严重高碳酸脑病（格拉斯哥昏迷
评分<10 分），与无创正压支持通气（NIPSV）相比有
更好的临床表现及血气分析的改善。⑤适应性伺服式通
气（adaptive servo ventilation，ASV）：ASV 可用于现代
的家庭通气模式，可以通过常规的吸气和呼气压力抵
消在呼吸周期出现的中枢性呼吸暂停，并可以通过自
动调节呼气末正压来治疗上气道阻塞。这种模式还被成
功用于治疗频繁发生中枢和外周性呼吸暂停的慢性心
力衰竭患者的睡眠紊乱，同时还用于治疗复杂性睡眠
呼吸暂停综合征的患者，这一综合征是以逐渐加重的
频发的中枢性呼吸暂停或者在最初应用持续正压通气
（CPAP）后仍出现潮式呼吸为特点。目前在免疫抑制患
者合并急性呼吸衰竭通常应用 BiPAP 模式。

25.NPPV 在免疫功能低下患者呼吸衰竭治疗中起重要作用

（1）无创通气在 AIDS 合并卡氏肺孢子菌肺炎
（PCP）中的治疗。HIV 感染所致免疫缺陷时，最常感
染肺孢子菌（PC），PC 附着于肺泡 I 型细胞上，从而

引起慢性感染及宿主炎症反应，肺泡上皮增厚及渗出物堵塞肺泡及细支气管，从而引起临床症状。孢子菌的慢性定植还可引起渐进性炎症及肺泡的损伤，导致慢性阻塞性肺炎。由于大部分 AIDS 合并 PCP 患者对药物治疗反应良好，用药 1 周血气分析及气短症状改善，机械通气治疗可以为抗感染争取宝贵时间。此类患者除具有免疫功能低下患者呼吸衰竭的共同特点外，气胸较为常见，在 AIDS 人群中的发生率达 2%～9%，在呼吸衰竭患者中更高，可存在自发性气胸，也可由于机械通气或经支气管肺活检等创伤性检查过程造成。呼吸机相关的院内感染及气胸是死亡的主要危险因素，对该类患者进行机械通气时注意选择合适的压力，避免气压伤。国外学者对 48 例合并卡氏肺孢子虫肺炎的 AIDS 患者应用无创通气研究发现，其对于无创通气治疗的预后明显优于有创通气治疗。

（2）无创通气在移植术后患者合并呼吸衰竭的应用。器官移植术后患者免疫功能低下，由于基础疾病的影响及免疫抑制剂的应用，相关的肺部感染十分常见，20% 以上的患者发展为呼吸衰竭而死亡。由于呼吸机相关肺炎、插管致出血等均是常见并发症，传统机械通气的效果并不理想。应用 NPPV 治疗可以显著降低插管率，并减少院内病死率。但器官移植后早期的肺部感染通常以细菌为主，患者痰量多，应用 NPPV 时须密切注意病情变化，必要时须气管插管。移植术后数月多以病毒感染为主，特别是巨细胞病毒感染多见，患者痰量少，主要的临床表现为持续反复的高热、进行性加重的气促和低氧血症，胸部 X 线片显示以双下肺为主的弥漫性间质性肺浸润。应用 NPPV 的主要目的在于施加 PEEP 改善氧合，由于抗病毒治疗时间较抗菌治疗时间长，NPPV 应用时间也应延长，可达 2 周以上，并且使用过程中最好不间断使用。在鉴别诊断时应除外排异反应引起的肺部改变，后者应用 NPPV 的效果不好。

（3）无创通气在血液系统疾病合并呼吸衰竭中的应用。无创通气也应用于血液系统疾病，国外学者对入住意大利的 168 家 ICU 内的 1000 多名血液恶性肿瘤疾病患者并进行研究发现，其应用无创通气治疗的成功率约为 50%。与有创通气相比，无创可以缩短插管时间及入住 ICU 的时间，并减少院内感染。另有研究表明，无创通气治疗血液系统恶性肿瘤比有创通气更能改善预后。Fartoukh 等曾报道应用无创通气治疗镰状细胞贫血导致的肺毛细血管渗出失调，但仅是个例报道，对于此类患者应用 NPPV 的作用尚需进一步研究以证明。

（4）无创通气用于辅助合并呼吸衰竭的免疫抑制患者的支气管镜检查。对于免疫抑制患者，尽快明确其发生急性呼吸衰竭的病因并进行有针对性的治疗对预后有极为重要的影响。气管镜检查对于病原学诊断有很高的可靠性和敏感性，支气管肺泡灌洗（BAL）检查可作为免疫抑制患者获得病原学诊断的首选方法。尽管没有绝对的禁忌证，但对未建立人工气道的严重缺氧患者进行气管镜检查仍有很高的风险性。美国胸科医师协会指出，对普通氧疗条件下血氧分压仍低于 75mmHg 或高碳酸血症的患者应避免行 BAL。但在过去的 20 年里对免疫功能不全患者使用无创通气治疗的研究发现，对于那些合并低氧血症的患者如需要进行支气管镜肺泡灌洗，应用无创通气能够阻止支气管镜检查时造成的血氧进一步下降，而且可以对患者在行气管镜检查时的呼吸肌做功的增加进行补偿。一些合并急性呼吸衰竭的免疫功能不全的患者，由于无创的检查不能明确肺炎的诊断，须利用支气管镜肺泡灌洗进行诊断，无创通气的应用则为这些患者进行纤维支气管镜的操作提供保障。

26. 原发病的病因及疾病程度决定了 NPPV 治疗的预后

虽然 NPPV 可以减少免疫抑制合并急性呼吸衰竭患者气管插管率，降低病死率和缩短入住 ICU 时间，但由于 NPPV 可能干扰患者气管插管时机的判断，导致治疗的延误，且由于免疫抑制患者基础疾病等因素影响，也可能导致 NPPV 治疗失败。在一项关于 99 例血液系统恶性肿瘤的患者合并急性呼吸衰竭应用无创通气治疗的回顾性研究中发现，其失败的因素包括就诊及首次应用无创治疗时间延误，患者需要血管加压素或肾替代治疗及患者发生 ARDS。若入选病例过重，NPPV 疗效不佳，很可能延误病情。Gristina 等在对 1302 名血液系统恶性肿瘤合并急性呼吸衰竭的患者进行长达 5 年的研究发现：患者的基础疾病非常严重（通过 APACHE II 进行评估）和入院时存在 ARDS 是无创通气治疗失败的主要原因。Depuydt 等对 PaO_2/FiO_2 平均值为 72mmHg、SAPS II 评分平均 46 分的 26 例血液系统恶性肿瘤的患者应用 NPPV，失败率达 69%，院内病死率高达 81%。国内学者也指出氧合指数和 APACHE Ⅱ 评分可以作为判断 NPPV 成功与否的早期指标，与其他研究结果相似。

准确掌握 NPPV 应用指征和禁忌证是成功应用 NPPV 的关键。终止无创通气治疗给予有创通气的标准是：尽管应用无创通气，低氧血症仍加重（特别是 PaO_2/FIO_2 小于 200mmHg），无创通气治疗下出现明显的呼吸急促或乏力，无创通气治疗下尽管应用温和的镇静仍出现呼吸窘迫，进展性脑病，不能配合无创治疗，格拉斯哥昏迷量表（GCS）< 10 分，呕吐或者上呼吸道出血，血乳酸水平持续上升，严重的器官功能衰竭导致的呼吸失代偿，出现休克表现。在无创通气治疗中，为保障治疗成功，应密切观察患者情况，重视可能的并发症，如低血压、气胸、胃部胀气、呕吐、吸入性肺炎的危险。

此外，NPPV 的成功应用还与操作环境（人员配备、监护条件）、操作经验与水平、有创通气的条件及应用水平等多种因素有关。由于治疗此类疾病时常需要应用较高水平的吸气压力，而 NPPV 所应用面罩的封闭性不确切，漏气过多可以导致人机不同步和气流过大等，使患者难以耐受。患者的低氧情况短时间内难以改变，反而由于应用 NPPV 后呼吸方式的改变造成患者的极大不适，使患者烦躁不安导致耗氧量明显增加，患者不耐受而导致治疗失败。

综上所述，NPPV 应用于发生急性呼吸衰竭的免疫抑制患者可避免气管插管，降低感染性休克的发生率，提高患者的生存率，其疗效已经多项前瞻性随机对照研究证实，NPPV 可作为临床治疗免疫抑制患者急性呼吸衰竭的一线选择。NPPV 逐步尝试应用于辅助气管镜检查及早期拔管，对查找免疫抑制患者及严重低氧血症患者的病因、缩短有创通气时间起到了重要作用。与 COPD 高 CO_2 呼吸衰竭的 NPPV 治疗相比，免疫功能低下患者呼吸衰竭的病因复杂多样，在 NPPV 治疗的同时抗感染及支持疗法尤为重要，以避免因为痰多而致 NPPV 失败。NPPV 的上机时机宜早，如病情进展至严重 ARDS 及多脏器功能衰竭，NPPV 疗效差甚至有禁忌证。部分患者的基础疾病进展快，应及时把握无创通气及有创通气过渡的时机。如何掌握好 NPPV 适应证以使患者最大程度受益、提高临床操作者的技能、把握 NPPV 转换为有创通气的时机是影响预后的关键因素。

参考文献

1.Razlaf P, Pabst D, Mohr M, et al.Noninvasive ventilation in Immunosuppressed patients with pneumonia and extrapulmonary sepsis. Respiratory Medicine, 2012, 106 (11): 1509-1516.

2. 李洁，詹庆元. 无创正压通气在免疫抑制并发呼吸衰竭治疗中的临床应用. 中国实用内科杂志.2009, 29: 879-880.

3. 中华医学会呼吸病学分会呼吸生理与重症监护学组. 无创正压通气临床应用专家共识. 中华结核和呼吸杂志, 2009, 32 (2): 86-98.

4.Hilbert G, Gruson D, Vargas F.Noninvasivemechanical ventilation in immunocompromised patients. Clin Pulm Med, 2004, 11 (3): 175-182.

5.Pastores SM, Voigt LP.Acute respiratory failure in the patient with cancer: diagnostic and management strategies. Crit Care Clin, 2010, 26 (1): 21 - 40.

6.Antonelli M, Conti G, Bufi M, et al.Noninvasive ventilation for trertment of acute respiratory failure in patients undergoing solid organ transplantation: a randomized trial.JAMA, 2000, 283 (2): 235-241.

7.Hilbert G, Gruson D, Vargas F, et al.Noninvasive ventilation in immunousuppressed patients with pulmonary infiltrates, fever, and acute respiratory failure.N Engl J Med, 2001, 344 (7): 481-487.

8.Lellouche F, Brochard L. Advanced closed loops during mechanical ventilation (PAV, NAVA, ASV, SmartCare). Best Pract Res Clin Anaesthesiol, 2009, 23 (1): 81-93.

9.Wysocki M, Richard JC, Meshaka P. Noninvasive proportional assist ventilation compared with noninvasive pressure support ventilation in hypercapnic acute respiratory failure. Crit Care Med, 2002, 30 (2): 323-329.

10.Lee JH, Rehder KJ, Williford L, et al. Use of high flow nasal cannula in critically ill infants, children, and adults : a critical review of the literature.Intensive Care Med, 2013, 39 (2): 247-257.

11.Gama de Abreu M, Belda FJ. Neurally adjusted ventilatory assist : letting the respiratory center take over control of ventilation. Intensive Care Med, 2013, 39 (8): 1481-1483.

12.Bertrand PM, Futier E, Cosiel Y, et al. Neurally adjusted ventilatory assist vs pressure support ventilation for noninvasive ventilation during acute respiratory failure. Chest, 2013, 143 (1): 30-36.

13.Mireles-Cabodevila E, Chatburn RL. Work of breathing in adaptive pressure control continuous mandatory ventilation. Respir Care, 2009, 54 (11): 1467-1472.

14.Briones Claudett KH, Briones Claudett M, Chung Sang Wong M, et al. Noninvasive mechanical ventilation with average volume assured pressure support (AVAPS) in patients with chronic obstructive pulmonary disease and hypercapnic encephalopathy. BMC Pulm Med, 2012, 13 (6): 1-7.

15.Dellweg D, Kerl J, Hoehn E, Koehler D. Randomized controlled trial of noninvasive positive pressure ventilation (NPPV) versus servoventilation in patients with CPAP-induced central sleep apnea (complex sleep apnea). Sleep, 2013, 36 (8): 1163-1171.

16. 王凤梅，赵爱阳，金敬顺. 肺孢子虫肺炎临床研究进展. 临床肺科杂志，2014，19 (7): 1315-1317.

17.Confalonieri M, Calderini E, Terraciano S, et al. Noninvasive ventilation for treating acute respiratory failure in AIDS patients with Pneumocystis carinii pneumonia. Intensive Care Med, 2002, 28 (9): 1233-1238.

18.MasA, MasiP J. Noninvasive ventilation in acute respiratory failure. Int J chron Obstruct Pulmon Dis, 2014, 9: 837-852.

19.Gristina GR, Antonelli M, Conti G, et al. Noninvasive versus invasive ventilation for acute respiratory failure in patients with hematologic malignancies: a 5-year multicenter observational survey. Crit Care Med, 2011, 39: 2232-2239.

20.Gristina GR, Antonelli M, Conti G, et al. Noninvasive versus invasive ventilation for acute respiratory failure in patients with hematologic malignancies: a 5-year multicenter ObserVational survey. Crit Care Med, 2011, 39 (10): 22329.

21.Fartoukh M, Lefort Y, Habibi A, et al. Early intermittent noninvasive ventilation for acute chest syndrome in adults with sickle cell disease：a pilot study. Intensive Care Med，2010，36（8）：1355-1362.

22.Jain P，Sandur S，MeliY，et al. Role of flexible bronchoscopy in immunocompromised patients with lung infiltrates. Chest，2004，125：712-722.

23.Giuseppe Bello，Gennaro De Pascale，Massimo Antonelli. Noninvasive ventilation for the immunocompromised patient：always appropriate? Curr Opin Crit Care，2012，18：54-60.

24.Azoulay E，Mokart D，Lambert J，et al. Diagnostic strategy for hematology and oncology patients with acute respiratory failure：randomized controlled trial. Am J Respir Crit Care Med，2010，182：1038-1046.

25. 张波 . 免疫功能低下患者继发呼吸衰竭的机械通气策略 . 军医进修学院学报，2011，32（3）：217-218.

26.Adda M，Coquet I，Darmon M，et al. Predictors of noninvasive ventilation failure in patients with hematologic malignancy and acute respiratory failure. Crit Care Med，2008，36：2766-2772.

27.Depuydt PO，Benoit DD，Vandewoude KH，et al. Outcome in noninvasively and invasively ventilated hematologic patientswith acute respiratory failure.Chest，2004，126：1299-1306.

28. 翁燕娜，韩云，李芳 . 急性呼吸衰竭无创正压通气治疗早期失败的预警因素分析 . 广东医学，2010，48（9）：1127-1130.

体外气体交换已成为重症呼吸衰竭的有效治疗手段

　　机械通气用于治疗或维持心肺衰竭患者的呼吸功能。在过去，通气支持的目的不仅包括有效的生命支持，而且也成为减少医源性呼吸功能衰竭的重要手段。近年来，机械通气由于微处理器的发展在患者通气氧合的需求、人机协调有明显的改善。呼吸机参数的监测日臻完善，通过测定呼吸机参数、曲线波形、整合呼吸力学可以测定跨肺压与跨膈压、功能残气量（FRC），能够了解患者肺脏的病理生理学变化，为某些疾病的诊断提供客观依据。近年来，临床研究意识到机械通气具有潜在的引起肺感染、血流动力学变化及机械通气相关的肺损伤的负面影响。呼吸机常提供临床不同功能供医师使用，提高了机械通气的临床与管理水平，机械通气在诸多方面有较大发展，使脱机成功率明显提高。

27. 机械通气在人机协调性方面有明显的进展

在侵入性机械通气应用期间，容量辅助通气依然常用，主导地位在减弱（1998 年占 14%，2010 年占 4%），应用模式悄然变化，压力模式（PCV，BiPAP）、自主模式在逐年增加。V_T 的设定减小 [1998 年（8.8±2.1）ml/kg，2010 年（6.9±1.9）ml/kg]、PEEP 的设定增加 [1998 年平均（4.2±3.8）cmH_2O，2010 年（7.0±3.0）cmH_2O]（$P<0.001$）；P_{plate} 和气道峰压（1998 年 <30cmH_2O 占 29%，2010 年占 67.5%）显著降低。另外，近 10 年来，俯卧位通气的应用稳定在 9%。ICU 使用 NPPV 增加（1998 年 5%，2010 年 14%）；1998 年 ICU 需要插管机械通气的患者占 32%；

2010 年占 29%（$P < 0.001$）。

近年应用闭环模式通气，临床逐渐认识到通过呼吸间或呼吸内可自动调节压力或容量。选择适当的流速改善人机协调为患者提供最小的 V_T 或压力，避免支持过度或不足，使呼吸机更适合患者需求，缩短待机时间。闭环模式可减少临床医师在患者病情变化时随时调节呼吸机参数，增加带机的安全性和舒适性，减少镇静剂的使用，减少并发症，不管医疗环境和医务人员的水平如何，均可提供标准的治疗措施。但是，回顾性研究表明临床对闭环模式认知度仍有待提高。

应该认识到闭环模式尽管在某些方面具有优势，不同模式也有不同缺欠，如压力调节容量控制通气（PRVC）可出现低通气、加重内源性呼气末正压（autoPEEP），需仔细设定压力限制和周期终止时间；成比例压力支持通气（PAV）、神经中枢调节辅助通气（NAVA）尽管改善跨肺压（P_{tp}），减小气道无效腔（VD），人机协调优于 PSV，但对有些患者是否适用，能否改善后果尚不能确定。有研究显示自动脱机程序（Smart Care、PS、ASV）可减少临床干预，无证据显示降低花费和并发症，缩短机械通气时间无明显优势。因此，应用闭环模式首先要充分了解其作用机制，有的模式需要临床医师仔细调节，选择适应证，尚需个体化。

28. 参照应激指数并个体化滴定 PEEP，实施最佳保护性通气策略

多个 RCT 研究 V_T 控制和平台压，及使用压力与容量限制通气策略与预后的关系。在 ARDS 的观察研究中实施保护性通气策略，两年中病死率下降 3%（$P=0.002$），临床试验结果提示即使非 ARDS 患者实施机械通气同样须实施保护性通气的小 V_T 策略。一些研究表明，ARDS 患者 $P_{plat} > 26cmH_2O$ 可明显增加急性肺心病（ACP）的发生率和病死率；$P_{plat}=27 \sim 35cmH_2O$，ACP 患者病死率明显增加。Terragni PPT 等研究表明 $P_{plat, Rs}$ 与 $P_{plat, l}$（$R^2=0.0099$）不相关，呼吸系统的应激指数与肺的应激指数是相关的（$R^2 =0.762$）；形态学指标区别损伤性通气最佳阈值是 $P_{plat, Rs} > 25cmH_2O$ 和呼吸系统的应激指数 > 1.05。尽管在 $P_{plat, Rs}$ 和 $P_{plat, l}$ 之间存在实质性的差异，呼吸系统的应激指数是可以反映肺的应激指数。

ARDS 患者降低气道压力与过度肺膨胀，最大限度减少机械通气引起的肺损伤。机械通气设定 PEEP 可保持复张的肺泡开放，减少分流从而改善氧合。另外，PEEP 引起肺复张能减轻过度肺膨胀，在呼吸周期中适当的 PEEP 可减轻肺泡反复的复张与关闭导致的肺损伤。研究表明：中度 ARDS 设定较高水平 PEEP 显示病死率降低 4%。临床设定 PEEP 应关注 PEEP 与 FiO_2 的关系，设定适当的 PEEP 应以肺的机械参数为依据，根据 P-V 曲线调节 PEEP，维持 FIO_2（< 60%）达到较好的 DO_2 为原则，需个体化滴定 PEEP，使用高 PEEP 并不一定改善病死率。近年来，对严重 ARDS 机械通气患者应在监测食管压的指导下，分别计算肺与胸壁的顺应性，可提高设定 PEEP 的科学性。Talmor 等使用食管压设定 PEEP，维持 0 ～ $10cmH_2O$ 肺压（P_{tp}），可改善氧合，减轻 VILI，已被临床医生认可。这代表当今对重症 ARDS 患者设定 PEEP 的趋势。

29. 体外气体交换已成为治疗重症呼吸衰竭的有效治疗手段

ECMO 的应用：早期（1965—1971 年）ECMO 是

实验室研究，1971 年第一例心脏支持，此后主要应用在新生儿、心外科。2009 年 H1N1 合并严重 ARDS 开始应用 V-V ECMO 模式支持呼吸衰竭取得较好的效果。与此同时 UK CESAR trial、Eolia ECMO trial 等多中心先后对严重 ARDS 进行研究，至今 ECMO 已成为机械通气治疗低氧血症无反应的一种拯救性治疗措施。近年来，尽管成年人呼吸衰竭应用 ECMO 治疗突飞猛进地增加，为选择适当的患者应用 ECMO 治疗的高质量证据仍然缺乏，根据患者生理学损害，个体化的选择应用 ECMO 仍是当代的主流。ECMO 在成年人最常见用于支持严重 ARDS，大面积脑梗死，等待心、肺移植的患者，其他疾病的应用正在拓展，如 AECOPD、重症哮喘（$ECCO_2R$）和重度心力衰竭，传统应用 ECMO 支持的理念正在发生变化。当今，应用 ECMO 无绝对禁忌证，但是应该评估危险因素，挑战传统的反指征。未来使用 ECMO 应有更清楚的指征和后果：包括患者的选择、时机、肺保护性通气策略、通气与氧合的靶目标等。体外气体交换（ELSO）与机械通气已成为解决重症呼吸循环衰竭的有用治疗手段。

在脱机方面：Boles JM 等根据自主呼吸试验

(SBT)、机械通气时间将脱机分（2007专家共识）为：简单脱机、困难脱机与长期困难脱机。专家共识对通过筛查进入SBT有明确的界定，SBT是作为中断呼吸支持的直接试验。成功完成首次脱机试验的比例提高（1998年占49%。2010年占63.5%；$P < 0.001$）。使用PS作为脱机模式比使用SIMV/PS，或SIMV显著增加，这些患者脱机时间有显著差异（$P < 0.001$），但近十年来脱机成功率没有明显差异。再插管率近十年无差异（12%），但是脱机失败最常发生于拔管后12小时（1998年63%，2010年52%）（$P=0.01$），20%～30%侵入性机械通气患者经历困难脱机。困难脱机病理生理改变是复杂的，Heunks L M等根据多年脱机困难患者的临床实践中得出结论，为加快对基础病因早期识别提出结构方法（structure approach）鉴别诊断思路及经验性的ABCDE法则。对常见的困难脱机原因提出诊治对策，规范临床思维，提高脱机成功率。然而，结构性的评估是根据困难脱机出现的频率提出的，有助于证实某些常见的脱机失败的原因，这个法则仅选择几个节点以了解整个脱机失败原因，是初步筛查思路，进一步确定困难脱机病因仍需多学

科的协作。

Marini JJ 和 Tobin、Esterban 等人对机械通气应用的变迁发表回顾性、前瞻性的国际多中心研究性文章，回顾历史、总结经验，探讨机械通气治疗的过去、现在、与未来。利用可获得的证据对当今机械通气进行客观的总结。尽管研究中因客观原因，即不同国家、地区、医院、ICU 的类型、患者不同、临床实践、经验不同等，难以避免出现偏倚，但这仍能反映当前机械通气应用的主流，代表现阶段机械通气应用的流行趋势。值得指出的是，应用的主流不一定都代表最先进的，但可以认为是相对成熟的、容易掌握的；非主流应用并非都代表落后的，有的可能在未来成为主流。正如对模式的分析，1998 年 A/C 模式是主要应用的模式，在 2010 年 A/C 模式的优势在减弱，取而代之的是压力、自主模式在逐年增加。在脱机模式上，1998 年以 SIMV/PS 或 SIMV 为主，到 2010 年则以 PSV 为主；另一方面也反映出临床应用水平的提高。

综上所述，机械通气的变化历经几代人辛勤的实践活动。呼吸机的变化、临床研究的成果、应用呼吸机临床实践水平的提高，及临床合并应用体外气体交换治疗重症呼吸衰竭使呼吸衰竭的病死率明显改善。但是，机械通气在某些领域，如闭环模式的应用、准确的应用ECMO、解决呼吸机依赖的诊断与长期机械通气的管理、困难脱机等仍影响患者的预后。尽管患者病情千差万别，机械通气仍应用在诸多领域，指南、共识、循证医学证据，可以为科学、规范应用机械通气提供较好的指导作用。

参考文献

1.Esterban A，Frutos-Vivar F，Muriel A，et al.Evoluation of Motality over Time in Patients Receiving Mechanical Ventilation.Am J Respir Crit Care Med，2013，188（7）：220-230.

2.Marini JJ. Mechanical ventilation：past lesson and the near future.Critcal Care，2013，17（suppl 1）：s1.

3.Guerin C.The preventive role of higher PEEP in treated severely hypoxemic ARDS.Minerva Anestesiol，2011，77：835-845.

4.Collce GL.Historical perspective on the development of mechanical ventilation. In Principles and Practice of Mechanical Ventilation.Third Edtion Edited by Tobin MJ New York McGraw Hill，2013，3-41.

5.Jean-Christophe M，Richard John J. Marini tranpulmonary pressure as a surrogate of platean pressure for lung protective strategy：not perfect but more physiologic.Intensive Care Med, 2012, 38：339-341.

6.Sevransky JE, Levy MM, Marini JJ.Mechanicol ventilation in sepsis-induced acute lung injury/acute respiratory distress syndrome：An evidence-based review. Crit Care Med, 2004, 32（suppl）：S548-S553.

7.Talmor D, Sarge T, Malhotra A, et al. Mechanical Ventilation guided by Esophageal pressure in Acute Lung Injury.N Engl J Med, 2008, 359：2095-2104.

8.Talmor DS, Fessler HE.Are esophageal pressure measurements important in clinical decision making in mechanically ventilated patients. Respir Care, 2010, 55（2）：162-172.

9.Briel M, Meade M, Mercat A, et al.Higher vs lower positive end-expiratory pressure in patients with acute lung injury and acute respiratory distress syndrome：systematic review and meta-analysis. JAMA, 2010, 303：865-873.

10.Ranieri VM, Rubenfeld GD, Thompson BT, et al.Acute respiratory distress syndrome：the Berlin definition.JAMA, 2012, 307：2526-2533.

11.Villar J, Kacmarek RM, Pérez-Méndez L, et al.A high positive end-expiratory pressure, low tidal volume ventilatory strategy improves outcome in persistent acute respiratory distress syndrome：a randomized, controlled trial. Crit Care Med, 2006, 34：1311-1318.

12.Chandra D, Stamm JA, Taylor B, et al. Outcomes of noninvasive ventilation for acute exacerbations of chronic obstructive pulmonary disease in the United States, 1998-2008. Am J Respir Crit Care Med, 2012, 185：152-159.

13.Esteban A, Frutos-Vivar F, Ferguson ND, et al. Noninvasive positive pressure ventilation for respiratory failure after extubation.N Engl J Med, 2004, 350：2452-2460.

14.Boles JM, Bion J, Connors A, et al.Weaning from mechanical ventilation.Eur Resoir J, 2007, 29（5）：1033-1056.

15.Terragni PPT, Filippini C. Slutsky AS, et al.Accuracy of plateau pressure and stress index to identify injurious ventilation in patients with A R D S. Anesthesiology, 2013, 119：880-889.

16.Jaswal DS, Leung JM, Sun J, et al.Tidal volume and plateau pressure use for acute lung injury from 2000 to present：A Systematic Literature Review.Crit Care Med, 2014, 42：2278-2289.

17.Prescott H C, Brower RG, Cooke CR, et al.Factors associated with elevated plateau pressure in pats with acute lung injury receiving lower tidal volume ventilation.Crit Care Med, 2013, 41：756-764.

18.Boles JM, Bion J, Connors A, et al.Weaning from mechanical ventilation. Eur Respir J, 2007, 29（5）：1033-1056.

19.Heunks LM, van der Hoeven JG. Heunks and van der hoeven：clinical review：the ABC of weaning failure–a structured approach.Crit Care, 2010, 14：245.

机械通气时关注平台压、驱动压与经肺压的变化

目前，严重 ARDS 患者的病死率居高不下，保护性机械通气策略仍是当今的主要治疗手段。而实施机械通气时关注平台压、驱动压（ΔP）或经肺压的变化来指导呼吸机的设定与预测预后至关重要。

30. 机械通气患者每日检测呼吸参数应以气道压（P_{aw}）为主

机械通气患者每日应检测呼吸参数——气道压

（P_{aw}）。呼吸机检测的压力是用来克服弹性回缩压或呼吸机、人工气道和患者气道产生的阻力。在无气流的静态条件下，P_{aw} 相当于肺泡压（P_{alv}），代表克服呼吸系统的弹性回缩力。吸气末闭合的 P_{aw} 为气道平台压（P_{plat}），是评估最大肺膨胀的指标；在呼气末闭合期间的 P_{aw} 检测 PEEP，可反映呼气末弹性回缩压的指标。呼吸系统弹性回缩力：$E_{rs}=E_{L}+E_{cw}$（E_{L} 代表肺弹性回缩力，E_{cw} 代表胸壁弹性回缩力）；克服呼吸系统的弹性回缩力：$P_{aw}=P_{tp}+P_{pl}$（P_{tp} 代表经肺压，P_{pl} 代表胸膜压）。

31. 准确地了解肺的平台压仍需要测定食管压

在容量控制模式、恒流的条件下观察压力 - 时间曲线，P_{plat} 涉及胸壁压力（P_{cw}）、肺压力（P_{L}）、PEEP。通过以下方式了解机械通气条件下的机械参数，如吸气保持时的呼吸系统阻力（Rrs）、呼吸系统顺应性（Crs）、P_{plat}、ΔP，呼气保持时的内源性呼气末正压（PEEPi）。Barberis 等给 COPD 和 ARDS 患者分别设置零呼吸末正压（ZEEP）、PEEP 两种水平显示类似结果；对 ARDS 患者设定 PEEP 在吸气末闭合后监测气管内压

（P_{tr}）记录闭合后 0.5、1、2、3、5 秒的 P_{plat} 值，结果显示，ARDS 患者吸气末闭合后的 P_{plat} 对应时间分别为（20±5）cmH_2O、（20±5）cmH_2O、（19±5）cmH_2O、（19±5）cmH_2O、（18±5）cmH_2O（$1cmH_2O=0.098kPa$，$P < 0.001$）。闭合后早期（1、2 秒）的 P_{plat} 值要比 3 秒或 5 秒的监测值明显增加，因此，闭合早期 P_{plat} 水平不是导致容积伤的主要原因。在镇静肌松条件下，吸气闭合不同时间对 P_{plat} 值有影响。研究表明设定的 PEEP 可影响 P_{plat} 值；胸廓和肺两种因素对测定 P_{plat} 有影响，这对评估 P_{plat} 有局限性；准确地了解肺的平台压仍然需要测定食管压。用 P_{plat} 反应肺应激力的水平将忽视 P_{cw} 对平台压的影响。Chuimello 等通过是否患有 ARDS 的患者来研究应激力（如 P_{tp}）和应变 [如潮气量（V_T）与呼气末肺容量比例] 之间的关系。用影像学的改变作为评价标准；研究显示，用 P_{plat} 与 V_T 评估肺组织的应激力（stress）和应变（strain）是不准确的；同时 P_{plat} 和肺膨胀之间的相关性也不好，这涉及胸壁异质性的影响。高胸膜压（反应 C_{cw} 低）的患者，机械通气维持 $P_{plat} \leqslant 30cmH_2O$ 常受到质疑，为维持所谓的安全平台压常需限制 V_T，其结果导致肺泡低通气和呼吸性酸中

毒。近年尚未确定用 P_{plat} 作为床旁评估平静呼吸时的过度肺膨胀指标；对控制安全的平台压（P_{plat}）水平尚难确定。

32. 设定 ∆P 与 PEEP 是 ARDS 重要的肺保护性通气策略

$\Delta P = P_{plat} - PEEP$。$\Delta P$ 涉及 P_{cw}、P_L（V_T、C_{rS}）；ΔP 潮气性增加与 C_{RS}、V_T 成比例；而顺应性可反映肺损伤的严重程度。因此，可用已知变量 ΔP 预测和影响 ARDS 的病死率。Amato 等假设正常 V_T/C_{RS} 比值作为预测预后的因子，比单用 V_T 更好。研究纳入 9 个临床试验中心的 3562 例 ARDS 患者，将 ΔP 作为患者存活的独立变量。用 V_T 与 C_{RS} 的比值能常规计算 ΔP，但不能作为吸气努力的指标，因为 C_{rs} 还包括 C_{cw} 的影响。研究认为胸壁 C_{rs} 是相对稳定的。若设定 PEEP 增加 ΔP，提示过度肺膨胀，可加重功能肺组织损害的危险。床旁简单的评估 ΔP 可以更好地指导滴定 PEEP，优于其他方法 [如 PEEP：FIO_2 设定方法、应用低位拐点（LIP）和 P_{tp} 指导的设定]。然而，随机对照试验（RCT）表明单独评估 ΔP 高与低难以准确评估临床后果，需要考虑限制 ΔP 对 V_T 和肺泡通气量的影响；ΔP 显示不同的肺泡通气量。研究表明：ARDS 患者设定 ΔP 与 PEEP 是 ARDS 重要的肺保护性通气策略；ΔP 优于 P_{plat}；床旁应用压力 - 时间曲线计算 ΔP 在多数评估 ARDS 患者病情演变具有价值；然而，ΔP 不能区分肺和胸壁的弹性回缩力，不能了解经肺 ΔP，该参数是肺膨胀力学的重要指标，用食管压监测经肺 ΔP 对特殊危重患者不可替代。

Loring 等人对 Amato 监测 ΔP 与预后的研究有许多限制：首先，该结论仅在控制通气时是正确的。难以解释主动呼吸时 ΔP 的变化。其次，研究变量范围相对窄，不能推断 $P_{plat} > 40cmH_2O$、PEEP $< 5cmH_2O$，呼吸频率 > 35 次 / 分。最后，ΔP 不能直接评估肺周期性的压力梯度变化，经肺压的 ΔP 是肺实质损伤的重要指标。在严重 ARDS 患者，典型 ΔP 大部分用于评估肺的膨胀，基于此，ΔP 替代经肺 ΔP 可能是合适的。然而，这种方法不能用于对于 C_{cw} 低的患者，如腹压高的（IAH）患者、肥胖和 ARDS 患者，调节适当的肺保护性通气参数是困难的，这种策略常导致高碳酸血症和呼酸。该项研究显示小 V_T（6ml/kg 理想体重）

限制平台压是标准 ARDS 患者保护性通气治疗方法；最小驱动压策略可以改善存活的。几个保护性通气策略研究均提出调节 V_T 避免过度肺充气。最常用的是小 V_T 或通过限制 P_{plat}、限制 V_T 都不能防止肺萎陷和过度肺充气。ΔP 是预后不良的关键因素。而 ΔP 升高与预后之间是否有因果关系尚不能明确。ΔP 与肺损伤之间的关系如何，尚需进一步研究。

33. 根据经肺压（P_{tp}）监测肺的应力而不是单用气道压（P_{aw}）

P_{tp} 是代表吸气末肺应力的指标，为肺泡和胸膜压之差（$P_{tp}=P_{plat}-P_{pl}$）。在健康者直立位时可用食管压（P_{es}）评估 P_{pl} 的变化。P_{es} 能准确反映 P_{pl}；食管跨壁压应该是 0；食管不应受心脏和纵隔的挤压；而且围绕食管周围的纵隔压力等于 P_{pl}。这个标准可用于直立位的患者，其食管囊的位置通常在食管下 1/3，胃食管交界处以上大约 10cm；但在平卧位的患者，食管囊的位置将受到质疑。对全麻自主呼吸患者的研究显示，食管囊压的改变并不可预测。在平卧位反复测量 P_{es} 是增加。Washko 等研究 10 例健康者体位对 P_{es} 的影响。在平卧位约 58% 的健康者由于肺容量减低而 P_{tp} 减低，大约有 2.9cmH$_2$O 的 P_{tp} 归因于纵隔压力。研究者认为，应减去纵隔影响的 3cmH$_2$O 用于矫正 P_{es}[标准差为 2.1cmH$_2$O，95% 可信区间（95%CI 1 ～ 7cmH$_2$O）]。提示即使在健康者，在平卧位 P_{es} 的变异度也很大。Loring 等研究表明：平卧位受纵隔的影响 P_{es} 比 P_{pl} 平均高 5cmH$_2$O；气道压（P_{aw}）与 P_{tp} 明显相关。Talmor 等研究显示 P_{es} 与 C_{cw} 之间没有差异，这可能是不同作者的解释。用 P_{es} 很难准确地评估 P_{aw} 和 C_{cw} 对肺顺应性的影响。 综上所述，健康者平卧位的 P_{pl} 比直立位更高，P_{pl} 受腹压影响；P_{pl} 与胃和膀胱压的增加相关；用测定的腹压替代 P_{es}，可消除记录 P_{es} 的不准确，如测定胃压、膀胱压。但目前这种比较性研究很少。 肺泡过度膨胀更依赖 P_{tp}，即肺膨胀的力量；确定 $P_{tp}=P_{plat}-P_{pl}$，并非是 P_{plat} 绝对值。食管囊内气体容量、囊的位置，或体位不影响 P_{pl}；但可影响 P_{es} 测定值的变化；如食管囊气体太少，气囊测定将低估 P_{es}；如食管囊充气太多，测定压力将高估 P_{es}。食管囊位置影响 P_{es} 值，位于中肺高度能准确反映 P_{pl}，食管囊区域的上方和下方分别反映较低和较高的 P_{pl}。当患者吸气呼气努力气道闭合，P_{aw} 变化等于

P_{es} 时是最佳食管囊的位置。

虽然应力变化速率和幅度的潜在作用还不清楚，在吸气末肺的应力通常被认为是 P_{tp}，可反映肺损伤。P_{tp} 用吸气末的 P_{pl} 计算。降低 C_{cw} 常意味增加 P_{pl}，但两者并非同时存在。C_{cw} 涉及 E_{cw}，尽管弹性回缩力升高（P_{pl}），C_{cw} 也可以维持正常。例如肥胖引起限制性的呼吸变化，肺容量的减少归咎于 P_{pl} 的升高，还有研究报告肥胖患者 C_{cw} 是正常的。

Chiumello 等用功能残气量（FRC）与吸气末之间的 P_{tp} 差值计算肺应力，发现由于肺与呼吸系统的弹性回缩力的可变性，应用 P_{aw} 评估应力可产生很大变异。监测 P_{tp} 的优点是人为假定两肺容积是恒定的，可用算术方法抵消计算 P_{tp} 变化量（ΔP_{tp}）。如果仅预应力较低，应力变化的幅度是吸气末应力。Loring 等证实，尽管在ARDS 患者给予高水平的 PEEP，P_{tp} 仍是负的，而且发现 P_{tp} 与呼气末 P_{es}、胃内压力（P_{ga}）和膀胱压力（P_{blad}）之间密切相关。几项研究试图用食管测压计算肺的应力，在 ARDS 患者观察呼气末闭合时 P_{es} 为（18.6±4.7）cmH_2O；在吸气末闭合时为（22.3±5.0）cmH_2O，并与 E_{cw} 不相关。理想的实施肺保护性机械通气须根据 P_{tp}。

即使测定 P_{es} 也存在不完善，根据 P_{es} 滴定机械通气参数将导致非依赖区的过度肺充气和依赖区肺的复张压力低下。

记录 P_{es} 是为了将肺与胸壁的压力分开。胸壁的膨胀弹性功作用于肋骨，肺容量小的弹性特征主要作用于肋骨而不是膨胀肺；水肿和脂肪并不增加弹性，而是增加膨胀肺的重量和负荷，需要克服吸气末与呼气末的负荷是一样的。再者，水肿和脂肪堆积腹部如同继发性 ARDS 或肥胖必须用肺充气，不是弹性功而是克服负荷做功。测定的压力 - 容积曲线（P-V 曲线）向下移位，因此用 P_{aw} 评估肺的顺应性很少正确。指导滴定 PEEP 可应用最大顺应性的方法滴定。PEEP 过高或过低均可产生肺损伤，最佳 PEEP 的设定不能根据 P_{aw}；Talmor 等提出应根据 P_{tp} 监测肺的应力而不是单用 P_{aw}。Grasso 等在 H1N1 患者使用增加 PEEP，保持 P_{tp} 目标上限（选择 $25cmH_2O$）。Loring 等主张用 P_{es} 评估 P_{tp} 可提供有意义的信息。在严重肺疾病伴潜在腹部水肿的患者，平卧位限制了用 P_{aw} 和 P_{es} 计算 P_{tp}。Hubmayr 等表明，应用 P_{es} 的临床经验要比应用生理学知识更重要。另外，测定 P_{es} 潜在的错误能用测定的 ΔP_{es} 减低或消除，即通过检测吸气末和呼气末 P_{es} 的差值，计算肺的顺应性更可靠，并非仅计算 P_{tp}。对腹高压的患者 P_{es} 可能需要用腹压计算。肺源性 ARDS 呼吸参数主要反映肺内的变化；肺外 ARDS 呼吸参数受腹部病理过程的影响，测定两者的呼吸参数有助于鉴别原发和继发 ARDS。但必须了解腹压，也涉及腹部病变的严重度，如腹腔间室综合征（ACS）也可影响 P_{aw}。评估腹压要比了解 P_{es}、P_{tp} 在指导肺复张（RM）和通气设定更可靠。

综上所述，机械通气患者需要在容量控制条件下应用吸气与呼气保持，可了解呼吸系统参数变化，包括阻力、顺应性、P_{plat} 以及总 PEEP 的变化，为机械通气的参数设置提供依据。随着对保护性通气策略研究的深入，临床对所谓安全的 P_{plat} 数值产生质疑。回顾性研究表明，驱动压（V_T、C_{RS}）可揭示 ARDS 患者功能性肺容量，比单用 V_T 更好，优于 P_{plat}。机械通气测定 ΔP 在多数 ARDS 患者可预示病情的演变有价值；然而 ΔP 不能区分 E_L 和 E_{cw}，经肺压的 ΔP 是评估肺实质损伤的重要指标。尽管平卧位的食管压受诸多因素的影响，但是测定 P_{es} 潜在的错误能通过测定 ΔP_{es} 来减低或消除，可以准确反映肺的顺应性。研究表明对严重

ARDS 患者食管压导向的参数设定，尤其对导致 C_{cw} 低的患者是较好的选择。因此，临床上关注 P_{plat}、ΔP、P_{tp} 的影响因素与限制，才能更好地指导应用。

参考文献

1.De Chazal I, Hubmayr RD. Novel aspects of pulmonary mechanics in intensivecare. Br J Anaesth, 2003, 91：81-91.

2.Brander L, Ranieri VM, Slutsky AS. Esophageal and transpulmonary pressure help optimize mechanical ventilation in patients with acute lung injury. Crit Care Med, 2006, 34：1556-1558.

3.Barberis L, Manno E, Guérin C.Guerin：Effect of end-inspiratory pause duration on plateau pressure in mechanically ventilated patients.Intensive Care Med, 2003, 29：130-134.

4.Prescott H C, Brower RG, Cooke CR, et al.Factors associated with elevated plateau pressure in pats with acute lung injury receiving lower tidal volume ventilation.Crit Care Med, 2013, 41：756-764.

5.Chiumello D, Carlesso E, Cadringher P, et al. Lung stress and strain during mechanical ventilation for acute respiratory distress syndrome. Am J Respir Crit Care Med, 2008, 178：346-355.

6.Amato MB, Meade MO, Slutsky AS, et al. Driving, pressure and survival in the acute respiratory distress syndrome.N Engl J Med, 2015, 372 (8)：747-755.

7.Borges JB, Hedenstierna G, Larsson A, et al.Altering the

mechanical scenario to decrease the driving pressure.Critical Care, 2015, 19 (1): 1-2.

8.Loring SH, Mahotra A.Driving pressure and respiratory mechanics in ARDS. N Engl J Med 2015, 372 (8): 776-777.

9.Talmor D, Sarge T, Malhotra A, et al. Mechanical ventilation guided by esophagealpressure in acute lung injury. N Engl J Med, 2008, 359: 2095-2104.

10.Hager D N. Recent advances in the management of the acute respiratory distress syndrome johns hopkins university USA, Clin Chest Med, 2015, 36 (3): 481-496.

11.Ranieri VM, Zhang H, Mascia L, et al. Pressure-time curve predicts minimally injurious ventilatory strategy in an isolated rat lung model. Anesthesiology, 2000, 93: 1320-1328.

12.Pelosi P, Luecke T, Rocco PR. Chest wall mechanics and abdominal pressure during general anaesthesia in normal and obese individuals and in acute lung injury. Curr Opin Crit Care. 2011, 17: 72-79.

13.Ventilation with lower tidal volumes as compared with traditional tidal volumes for acute lung injury and the acute respiratory distress syndrome. The Acute Respiratory Distress Syndrome Network. N Engl J Med. 2000, 342: 1301-1308.

14.Milic-Emili J, Mead J, Turner JM, et al. Improved technique for estimating pleural pressure from esophageal balloons. J Appl Physiol, 1964, 19: 207-211.

15.Gibson GJ, Pride NB. Lung distensibility. The static pressure–volume curve of the lungs and its use in clinical assessment. Br J Dis Chest, 1976, 70：143-184.

16.Hager DN, Brower RG. Customizing lung-protective mechanical ventilation strategies. Crit Care Med, 2006, 34：1554-1555.

17.Higgs BD, Behrakis PK, Bevan DR, et al. Measurement of pleural pressure with esophageal balloon in anesthetized humans. Anesthesiology, 1983, 59：340-343.

18.Washko GR, O'Donnell CR, Loring SH. Volume-related and volume-independent effects of posture on esophageal and transpulmonary pressures in healthy subjects. J Appl Physiol, 2006, 100：753-758.

19.Baydur A, Cha EJ, Sassoon CS. Validation of esophageal balloon technique at different lung volumes and postures. J Appl Physiol, 1987, 62：315-321.

20.Mead J, Gaensler EA. Esophageal and pleural pressures in man, upright and supine. J Appl Physiol, 1959, 14：81-83.

21.Loring SH, O'Donnell CR, Behazin N, et al. Esophageal pressure in Acute Lnug Injury：do they represent artfact or useful information about transpulmonary pressure, chest wall mechanics, and lung stress? J Appl Phsiol, 2010, 108：515-522.

22.Telmor D, Sarge T, O'Donnell CR, et al. Esophageal and transpulmonary pressure in acute respiratory failure. Crit Care Med,

2006, 34 : 1389-1394.

23.Geoffrey LB, Philip CR, Charles RB, et al. A proposed relationship betwwen incresed intra-abdominal, intrathoracic, and intracranial pressure. Crit Care Med, 1997, 25 : 496-503.

24.Milic-Emili J, Mead J, Turner JM. Topography of esophageal pressure as a function of posture in man. J Appl Physiol, 1964, 19 : 212-216.

25.Talmor DS, Fessler HE. Are esophageal pressure measurements important in clinical decision-making in mechanically ventilated patients? Respir Care, 2010, 55 : 162-172.

26.Baydur A, Behrakis PK, Zin WA , et al. A simple method for assessing the validity of esophageal baloon technique. Am Rev Respir Dis, 1982, 126 : 788-791.

27.Behazin N, Jones SB, Cohen RI, et al. Respiratory restriction and elevated pleural and esophageal pressures in morbid obesity. J Appl Physiol, 2010, 108 : 212-218.

28.Hedenstierna G, Santesson J, Norlander O. Airway closure and distribution of inspired gas in the extremely obese, breathing spontaneously and during anaesthesia with intermittent positive pressure ventilation. Acta Anaesthesiol Scand, 1976, 20 : 334-342.

29.Suratt PM, Wilhoit SC, Hsiao HS, et al. Compliance of chest wall in obese subjects. J Appl Physiol, 1984, 57 : 403-407.

30.Brower RG, Hubmayr RD, Slutsky AS. Lung stress and strain in acute respiratory distress syndrome : good ideas for clinical management? Am J Respir Crit Care Med, 2008, 178：323-324.

31.Hager DN, Brower RG. Customizing lung-protective mechanical ventilation strategies. Crit Care Med, 2006, 34：1554-1555.

32.Hubmayr RD. Is there a place for esophageal manometry in the care of patients with injured lungs? J Appl Physiol, 2010, 108：481-482.

33.Gattinoni L, Pelosi P, suter P, et al. Acute Respiratory Distress Syndrome caused by pulmonary ang extrapulmonary disease. Dfferent Syndrome? Am J Resp Crit Care Med, 1998, 158：3-11.

34.Grasso S, Terragni P, Birocco A, et al. ECMO criteria for infleuenza A（H1N1）-associated ARDS：role for traspulmonary pressure. Intensive Care Med, 2012, 38：395-403.

35.Washko GR, O'Donnell CR, Loring SH. Volume-related and volume-independent effects of posture on esophageal and transpulmonary pressures in healthy subjects. J Appl Physiol, 2006, 100：753-758.

出版者后记
Postscript

　　1 年时间，365 个日夜，300 位权威专家对每本书每个细节的精雕细琢，终于我们怀着忐忑的心情迎来了《中国医学临床百家》丛书的出版。我们科学技术文献出版社自 1973 年成立即开始出版医学图书，40 余年来，医学图书的内容和出版形式都发生了很大变化，这些无一不与医学的发展和进步相关。

　　近几年，中国的临床医学有了很大的发展，在国际医学领域也开始崭露头角。以北京天坛医院牵头的 CHANCE 研究成果改写美国脑血管病二级预防指南为标志，中国一批临床专家的科研成果正在走向世界。但是，这些权威临床专家的科研成果多数首先发表在国外期刊上，之后才在国内期刊、会议中展现。如果出版专著，又为多人合著，专家个人的观点和成果精华被稀释。

为改变这种零落的展现方式，作为科技部所属的唯一一家出版机构，我们有责任为中国的临床医生提供一个系统展示临床研究成果的舞台。为此，我们策划出版了这套高端医学专著——《中国医学临床百家》丛书。"百家"既指临床各学科的权威专家，也取百家争鸣之意。

丛书中每一本书阐述一种疾病的最新研究成果及专家观点，按年度持续出版，强调医学知识的权威性和时效性，以期细致、连续、全面展示我国临床医学的发展历程。与其他医学专著相比，本丛书具有出版周期短、持续性强、主题突出、内容精练、阅读体验佳等特点。在图书出版的同时，同步通过万方数据库等互联网平台进入全国的医院，让各级临床医师和医学科研人员通过数据库检索到专家观点，并能迅速在临床实践中得以应用。

在与专家们沟通过程中，他们对丛书出版的高度认可给了我们坚定的信心。北京协和医院邱贵兴院士表示"这个项目是出版界的创新……项目持续开展下去，对促进中国临床学科的发展能起到很大作用"。北京大学第一医院霍勇教授认为"百家丛书很有意义"。复旦大学附属华山医院毛颖教授说"中国医学临床百家给了我们一个深度阐释和抒发观点的平台，我愿意将我的学术观点通过这个平台展示出来"。我们感谢这么多临床专家积极参与本丛书的写作，他们在深夜里的奋笔，感动着我们，鼓舞着我们，这是对本丛书的巨大支持，也是对我们出版工作的肯定，我们由衷地感谢！

在传统媒体与新兴媒体相融合的今天，打造好这套在互联网时代出版与传播的高端医学专著，为临床科研成果的快速转化服务，为中国临床医学的创新及临床医师诊疗水平的提升服务，我们一直在努力！

科学技术文献出版社

二零一六年

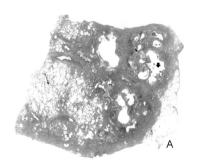
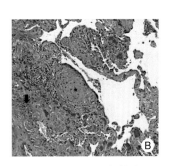

彩插1A：扫描功率显微镜显示了伴有蜂窝状空间的斑片过程（粗箭头），
一些保留的肺组织区域（细箭头），和从胸膜下区扩展到肺的纤维化
（HE，×10）；彩插1B：慢性纤维化的相邻区域（粗箭头）是一个成
纤维细胞的病灶（星号），通过其凸起的形状和水肿成纤维细胞组织的
构成可识别，提示近期的肺损伤（HE，×100）

彩插1　手术肺活检标本显示的UIP型

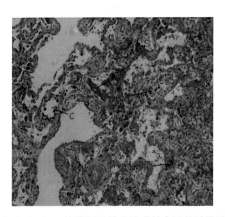

间质水肿和出血（A）；结缔组织增生造成的广泛的肺泡壁增厚，透明
膜形成（B）；Ⅱ型肺泡上皮细胞增生（C）（HE，×200）

彩插2　1例AIP患者经电视辅助胸腔造口肺活检组织病理